Metamorphose oder das zweite Leben

Metamorphose oder das zweite Leben

Der lange beschwerliche Weg durch dunkle Täler

Frieda Koko

Tagebuch einer Selbstfindung / Erinnernde Erzählung

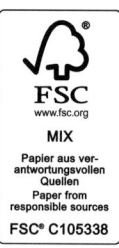

Bibliografische Information der Deutschen Nationalbibliothek
Die Deutsche Nationalbibliothek verzeichnet diese Publikation in der Deutschen
Nationalbibliografie; detaillierte bibliografische Daten
sind im Internet über http://dnb.dnb.de abrufbar.

Frieda Koko, »Metamorphose oder das zweite Leben – Der lange beschwer-
liche Weg durch dunkle Täler«

© 2017 Frieda Koko

Umschlaggestaltung, Herstellung und Verlag: BoD - Books on Demand
Umschlagabbildung: Frieda Koko

ISBN 978-3-7448-7711-4

Ich danke meinem Arzt, meinem Therapeuten, meinem Wegbegleiter, der mir half, das zweite Mal geboren zu werden und an dessen Größe ich reifen durfte.

Marie wurde auf einem großen Bauernhof in einem im Tal gelegenen kleinen Dorf geboren. Ihr Elternhaus war ein großes, altes, gut erhaltenes, unter Denkmalschutz stehendes Fachwerkhaus, umgeben von vielen Wirtschaft - gebäuden und Stallungen, welches man auf einer kleinen Anhöhe erreichte, nachdem man das majestätische, weiße Hoftor passiert hatte. Durch eine große Eingangstür gelangte man auf die Deele, ein Museums ähnlicher, riesiger, hoher Raum, in dem früher die Strohballen durch die Deckenklappe auf den Boden befördert wurden. Hinter dem Wohnhaus stand im angrenzenden Garten das alte Backhaus, in dem in früheren Zeiten das Brot gebacken und der Schnaps gebrannt wurde.

Die Geschichte der Familie reichte bis in das Jahr 1680 zurück. In der Darstellung eines mächtigen Stammbaumes, der im Eingangsbereich des Wohnhauses zu sehen war, konnten die vielen familiären Verzweigungen nachvollzogen werden. Die beiden mächtigen Linden hinter dem Haus schienen die weitläufie Familiengeschichte zu repräsentieren und konnten sicherlich, hätten sie berichten können, vieles aus zurückliegenden Jahrzehnten und Jahrhunderten erzählen. Auch in schriftlicher Form waren die Generationen zurückzuverfolgen. In einem recht umfangreichen Stammbuch war jede einzelne Familienverzweigung dokumentiert. Von vielen Schicksalen, die sich in der Familie ereignet hatten, wussten die Mauern der zahlreichen Gebäude zu erzählen. So gab es eine Aufzeichnung aus dem Jahre 1863 – in klarer, fast gemalter Schrift, in der der Tod zweier Geschwister durch Scharlach innerhalb von elf Tagen beklagt wurde. – Welch eine Tragik!

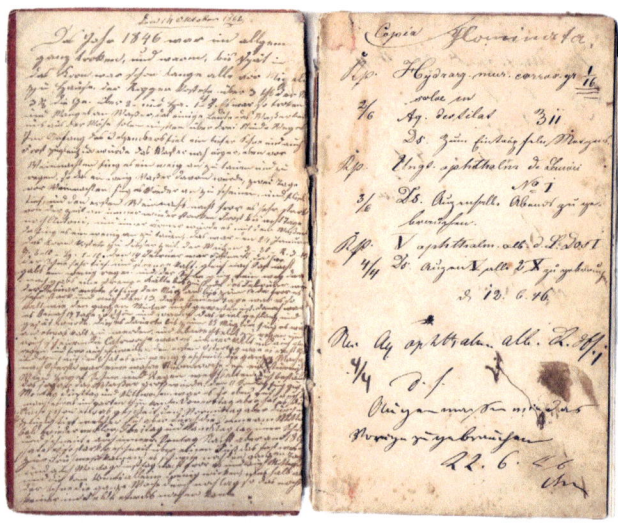

Marie konnte sich an die Erzählung ihrer Mutter erinnern, die in der Todesnacht ihrer Schwägerin eine Gestalt wahrgenommen hatte, die sich von ihrem kleinen Sohn, der wegen der schweren Erkrankung der Mutter hier untergebracht war, verabschiedete. Seltsame Begebenheiten, vorausahnende Geschehnisse, die sich derzeit ereigneten – sagenumwobene Zeiten!?

In den damaligen Jahren war es üblich, dass zumindest ein Mädchen aus der Familie ins Kloster ging. So geschah es, dass die 1868 geborene Tochter, sechstes Kind der Familie sich dahin begab als sie 21 Jahre alt war. Nach ersten Klosterjahren und Missionstätigkeiten in Afrika wurde sie 1895 mit nur 27 Jahren erste Generaloberin der Missionsbenediktinerinnen in Tutzing – eine sehr erfolgreiche, starke, bemerkenswerte, ehrwürdige Frau. Marie war nach ihr benannt worden. Einst hatte man darauf gehofft dass auch sie diesen klösterlichen Weg gehen würde, denn in regelmäßigen Abständen erschien eine Abordnung aus Tutzing, um diese Möglichkeit zu ventilieren und das Interesse daran zu bekräftigen.

Maries Eltern waren alt und hatten schon vier Kinder aufgezogen. Ihr Nachkömmling, Nesthäkchen wuchs somit alleine auf und wurde behätschelt und betätschelt, genoss zugleich aber auch eine umfassende, verwirrende Erziehung von allen Familienmitgliedern gleichzeitig. Der Vater war von sehr strenger Natur. Wenn er das Haus betrat, verstummten alle anwesenden Mitglieder der Familie. Jeder sprang auf und brachte sich in eine geschäftige Position. Es gab eine eng gefasste Strukturierung des Tages, die Mahlzeiten wurden pünktlichst genau eingenommen. Alles verlief nach Plan und Absprache, jeder hatte seine Aufgabe. Bei Tisch durfte nicht gesprochen werden. Niemand wagte auch nur einen Ton zu sagen. Wer sich nicht an die Regel hielt, musste den Tisch verlassen. Oft kam es vor, dass Maries Schwester Ria, als sie klein war, in den dunklen Keller eingesperrt wurde, wenn sie nicht gehorchte. Was für alle anderen Kinder der Familie eine Tragödie darstellte, war es für Ria keine, denn sie hatte schnell erkannt, dass man durch das schwierig zu erreichende Fenster wieder in die Freiheit kam. Geschickterweise machte sie aus der Not eine Tugend, indem sie aus dem Keller ein paar Eier entwendete, um damit im Sandkasten, wo ihre Geschwister schon warteten, ›Sandkuchen‹ zu backen. Auch Marie wurde der Keller angedroht, was bei ihr eine enorme Wirkung hinterließ, denn dieser Aufenthalt dort blieb ihr dadurch erspart.

Die Mutter, eine stolze, würdevolle Frau, nahm eine besondere Position in der Familie ein. Sie bewahrte stets Haltung, ihre äußere Erscheinung war immer korrekt und fast ehrwürdig. Zurückhaltung, aber gleichzeitig eine liebevolle Wärme vermittelnd und ihre stetige Hilfsbereitschaft machten ihre Beliebtheit und ihr großes Ansehen aus. Eine beeindruckende Dame.

Auf Anstand und Sitten wurde großen Wert gelegt. Diesbezügliche Regeln mussten von allen Kindern sorgfältig abgeschrieben werden in der Hoffnung, dass sie somit beherrscht würden. Verstieß ein Kind gegen sie, mussten sie mehrmals geschrieben werden. Um den endgültigen Schliff bezüglich Erziehung, Anstand und Benehmen zu erhalten, stand ein zwei- bis dreiwöchiger Aufenthalt bei Onkel Franz, dem Bruder des Vaters, einem Pastor, auf dem Plan.

Der Vater war ein gradliniger, einflussreicher Mann. Er zeigte sich hilfsbereit allen Dorfb wohnern und Familienangehörigen gegenüber, verlangte von allen aber sehr viel. Mit einer oft rigiden Härte regierte er auf dem Hof und in der Familie. Als Marie eines Tages einen kleinen Hund bekam, der in seiner quirligen, unruhigen, ungestümen Art das kleine Mädchen einige Male in unklarer Absicht ansprang, war das dem Vater nicht geheuer. Kurzerhand entledigte man sich des Tieres, es wurde erschossen. Brutale Vorgehensweisen, die sich auch in den ü blichen Schlachtungen von Schweinen und dem Köpfen von Hühnern zeigten. Marie litt jeweils mächtig, konnte sich aber nicht entziehen. – Auch die auf dem Hof beschäftigten Angestellten gingen nicht zimperlich miteinander um. Sollte jemand auf das Ekelhafteste geärgert werden, weil er einen boshaften Streich gespielt hatte, so kam es schon mal vor, dass der Peiniger abends mit einer toten Maus oder Ratte in seinem Bett rechnen musste.

Marie, die keine altersgleichen oder altersähnlichen Leidgenossen in der Familie hatte, wuchs ziemlich allein und einsam auf und konnte diese schwer zu verarbeitenden Erlebnisse nicht mit anderen teilen, sondern stand oft fassungslos und sprachlos vor solchen Ereignissen. Ja, sie war alleine und klein im Kreise vieler Erwachsener, der Eltern und der viel älteren Geschwister. Wenn die Familie, und die war groß, wenn Verwandte zu Besuch kamen und beisammen saß, wurde das kleine Mädchen aus dem Raum geschickt, mit der Bemerkung, von den Gesprächen eh nichts zu verstehen. An eine Gesprächsbeteiligung war gar nicht zu denken. Marie gehorchte artig, verließ den Raum und fühlte sich einsam, unerwünscht, unwissend, isoliert. Es tat sehr weh. Das Schweigen wurde zu ihrem treuen Begleiter, ebenso war sie sich sicher, nichts zu wissen und nichts zu können.

Der innerliche Druck führte schon damals zu hoher gesundheitlicher Anfälligkeit. Immer wieder meldeten sich die Bronchien, lange Zeit litt sie unter Keuchhusten. Vieles hatte sie herauszurufen und herauszubrüllen in ihrer Not, doch der Mut und die Worte fehlten. Maries Umgang mit Freundinnen wurde selektiert. Mona war ihre einzige Spielkameradin in dem Ort. Die Eltern waren miteinander befreundet und so trafen sich die beiden Mädchen oft, um miteinander zu spielen. Später hörten sie zusammen Musik, planten kleine Feste, bei denen erste Jungenbekanntschaften gemacht wurden. Das alljährliche Schützenfest war jeweils ein großes Ereignis, bei dem, ab einem gewissen Alter, unter anderem die ersten Versuche mit Alkohol und dem Rauchen erlebt wurden.

Dann eines Abends im Herbst verunglückte Maries Bruder mit seinem Motorrad. Geblendet durch ein entgegenkommendes Fahrzeug überschlug er sich mehrmals und zog sich schwere Hirnverletzungen zu, er fi l ins Koma. Tagelang bangte die gesamte Familie um ihn, bis nach geraumer Zeit Entwarnung gegeben wurde, der geliebte Bruder aufwachte und die Lebensgefahr überstanden war. Erleichterung vor allem auch für die kleine Schwester,

Nach der Grundschulzeit besuchte Marie ein Mädchengymnasium in der benachbarten Stadt. In den ersten Jahren war der Schulort nur mit dem Zug zu erreichen. Ein Bummelzug war es, der für die Strecke eine Stunde benötigte. Der Vorteil dieser äußerst langsamen Fortbewegung war es, dass noch genügend Zeit verblieb, restliche Hausaufgaben zu erledigen. Wenn diese Arbeiten geschafft waren, wurde Karten gespielt. Nach wenigen Jahren legte man die Bahnstrecke still. Busse wurden eingesetzt, um die Schüler und Schülerinnen zu ihrem Schulort zu befördern. Zeitverkürzt gestaltete sich die Fahrerei, da mit dem Bus eine direkte Strecke möglich war. Die Gemütlichkeit der großzügigen Eisenbahnwaggons wurde ersetzt durch völlig überfüllte Beförderungsmittel. Einen Sitzplatz zu fi den glich einem Lottogewinn. Dichtgedrängt standen die Jugendlichen im Mittelgang. Die rollende Hausaufgabenverrichtung, wie sie im Zug möglich war, hatte sich damit erledigt. Kritisch wurde es im Winter. Die nach wenigen Kilometern zu erklimmende Steigung am Haarstrang, einen Höhenzug hinter dem Tal, war prinzipiell kein Problem. Lag jedoch Schnee, und dieses war in der Region, in der Marie wohnte, häufig der Fall, war es jedes Mal eine Zitterpartie: Kommt der Bus die Steigung hoch oder nicht, oder bleibt er gar in den noch nicht beseitigten Schneemassen stecken? Meistens ging es gu t aus, sodass die S chule pünktlich erreicht wurde. Einige Male jedoch konnte der

Bus die Steigung nicht überwinden. Das hieß, es ging nicht weiter, es ging nichts mehr. Kurzentschlossen entschieden sich dann einige Schüler und Schülerinnen und auch Marie, die verbleibende Strecke von ungefähr 15 km zu Fuß zu bewältigen. Eine kalte, aber auch lustige Angelegenheit. Völlig unterkühlt, zum Teil durchnässt erreichten die ›tapferen‹ Schulbesucher mittags, zu dem Zeitpunkt, als der Unterricht bereits beendet war, das Schulgebäude. Der scheinbare Ehrgeiz zeigte Wirkung. Voll des Lobes und des Mitgefühls wurden die abgehärteten Krieger empfangen. Während der anschließenden Rückfahrt nach Hause schlief so mancher Wanderer erschöpft ein

Behütet, beobachtet und gemaßregelt lebte Marie mit ihrer Familie in dem kleinen Ort. Die großen Geschwister hatten das Elternhaus bereits verlassen, um sich in der großen, weiten Welt ausbilden zu lassen. Nur ihr ältester Bruder Palo lebte noch mit ihr und den Eltern gemeinsam auf dem Hof. Vater erkrankte zunehmend häufier, wodurch die häusliche Situation noch wesentlich angespannter wurde. Marie hielt es nicht mehr aus. Sie fand keinen Ausweg aus dieser empfundenen Unerträglichkeit. Zu ihrer Befreiung wünschte sie sich schließlich Vaters Tod. Und … wenig später, an einem Samstagabend im Oktober, schon morgens hatte er seiner Frau seine Vorahnung offenbart, dass heute sein letzter Tag sein würde, trank er mit einem Nachbarn den letzten Schnaps zum ›Abschied‹ und als Marie am Nachmittag über den Hof ging, nahm er sie an die Hand und sagte leise: »Du bist noch zu jung, um keinen Vater mehr zu haben,« verstarb der Vater plötzlich abends an einem Herzinfarkt. Unruhig war er den Nachmittag über gewesen, ängstlich, vorausahnend? Daraufhin benachrichtigte man gegen Abend den

Hausarzt, der sein Cousin war. Dieser erschien sofort und wollte ihn mit der Injektion eines Medikamentes zur Ruhe bringen. Beim Einstich der Spritze rief der Vater: ›Das ist ja Mord!‹ Er fi l zurück und war tot. Ein Schock für die gesamte Familie, besonders für Marie. Durch den Aufschrei erschrocken, sah sie durch den Türspalt und erblickte den zusammengesunkenen, leblosen Vater. Kopflos, im Schock und wie von Sinnen lief sie hinaus in die Dunkelheit, um ihren Bruder Peer zur Hilfe zu holen. Aber sie fand ihn nicht. In ihrem Schock wurde sie von einem Dorfb wohner aufgegriffen, der sie nach Hause zurück brachte. Was war geschehen, was hatte sie sich gewünscht? Sie durfte nicht denken, konnte nicht überlegen. Schreck, Starre, Verzweiflung, Trauer, Verwirrtheit, Schuld drückten sie zu Boden.

In einem unstillbaren Nasenbluten zeigte sich anschließend ihre psychische und körperliche Erschütterung – grausam war es. In dem am nächsten Morgen in der Kirche stattfi - denden Gottesdienst brach Marie zusammen, als der Pfarrer den Tod ihres Vaters verkündete. Ria brachte sie daraufhin zu den benachbarten Ordensschwestern im Kloster. Dort legte man sie in einen dunklen Raum und bedeckte sie mit kühlen feuchten Tüchern, um das mittlerweile wieder eingesetzte heftige Nasenbluten zu stoppen. Mit ihren quälenden Gedanken war sie hier allein, ganz allein, bis man sie nach einer langempfundenen Zeit endlich nach Hause holte. Das heftige Nasenbluten hielt an, war nur phasenweise zu stoppen. Marie blutete und blutete und blutete, war verletzt, verwundet, geschockt. Sie sprach nur das Nötigste, so, als sei ihre Zunge erstarrt und gelähmt.

Das Nachtlager der heranwachsenden Marie diente für die kommenden fünf Tage als Aufb hrungsstätte des toten

Vaters innerhalb des Hauses auf der große Deele. Eine sehr unsanfte Weise. Maries Schlafstätte war von dem Moment an das Totenbett des verstorbenen Vaters. Ihren Wärme gebenden Ruheort hatte sie nun nicht mehr. Man hatte ihn ihr genommen. Sie litt, sie litt, sie litt. – Trauer, Schmerz, Schuldgefühle, Sprachlosigkeit, immer wieder Nasenbluten, Ohnmachtsanfälle und Angst befi len sie. Wie gelähmt nahm sie an der Beisetzung des Vaters teil. Eine große Beerdigung war es, mit vielen Abschied nehmenden Gästen. Sie alle folgten dem Sarg auf einem schmuckvoll hergerichteten Leiterwagen, der von zwei Pferden gezogen wurde, durch den Ort bis zum Friedhof. Majestätisch!

Am Unterricht in der Schule nahm Marie im nächsten halben Jahr nur noch körperlich teil. Die von ihr gewünschte Befreiung hatte einen hohen Preis, sie wurde immer depressiver, funktionierte jedoch mühsam weiterhin. Schmerzhaft musste sie erkennen, dass sie statt einer Befreiung nun eine doppelte Belastung, einen unsäglichen Schmerz, unerträgliche Schuldgefühle in sich trug.

Von nun an übernahm der älteste Sohn der Familie, Maries Bruder Palo die Geschäfte und Belange des Hofes. Drei Personen waren von der einst großen Familie übrig geblieben: die Mutter, Bruder Palo und Marie. Da es der Mutter sehr schlecht ging, weil sie mit dem Abschied ihres Mannes große Schwierigkeiten hatte, war es wichtig und ein stilles Gesetz, dass sie nicht alleine sein durfte. Marie übernahm als Tochter selbstredend vorwiegend die Funktion der Anwesenden. Sie war immer für ihre Mutter da. Eine sehr lange Zeit benötigte auch das Mädchen, die Trauer zu verarbeiten. Immer wieder verfi l sie in ihren Schweigezustand. Sie war körperlich anwesend, hatte aber psychisch, so schien es, abgeschaltet, sich in ihre eigene innere schmerzvolle Welt zurückgezogen. In der Schule ließ man ihr diesen Raum, ohne sie zu bedrängen.

Nach etwa einem halben Jahr änderte sich Maries Zustand. Langsam, in nur sehr kleinen Schritten verließ sie ihren Schutzraum und wagte sich mehr und mehr in die Außenwelt zurück. Freundinnen standen ihr zur Seite. Vor allen anderen war es Carmen, die ihr Vertrauen gewonnen hatte und die zuverlässig an ihrer Seite stand. Es entwickelte sich zwischen den beiden Schülerinnen eine intensive Freundschaft. Carmen wohnte am Schulort, so war ein spontanes Treffen am Nachmittag aus Gründen der räumlichen Distanz nicht möglich. Fanden nach dem Unterricht zusätzliche Kurse oder sportliche Aktivitäten statt, blieb Marie über die Mittagszeit bei ihr. Die Freundschaft festigte sich zunehmend, ein wohltuender Zustand für die beiden gleichgearteten Mädchen. So wechselten sie auch zusammen die Schule, um am Nachbarort das Abitur zu machen. Es gab viele Gemeinsamkeiten. Ihre Freunde, Rolf und Boris, die sie fast zur gleichen Zeit kennenlernten, studierten die gleiche Fachrichtung und das auch am gleichen Ort. Das vereinfachte vieles. Man traf sich, um miteinander Unternehmungen zu planen und durchzuführen, Feste zu feiern oder gemeinsam Urlaub zu machen. Innerhalb der Woche sahen sich die beiden Männer an ihrem Studienort, wenn die Zeit es zuließ. An den Wochenenden fanden die gemeinsamen Aktivitäten zu viert am jeweiligen Wohnort statt. Eine feste wohltuende Freundschaft

Maries ältester Bruder Palo, der mit ihr und der Mutter nach dem Tode des Vaters zusammen auf dem Hof lebte, versuchte nun in den letzten Schuljahren vor dem Abitur in Absprache mit seiner ältesten Schwester Margret, die Jüngste auf den rechten Weg zu bringen und die Erziehungs- bzw. Maßregelungsgewalt des Vaters in teils sanfter, teils unsanfter Form fortzusetzen. Alles wurde peinlichst genau beobachtet, kommentiert und kritisiert. Dieser Zustand festigte noch einmal mehr Maries ohnehin schon sehr enges Verhältnis zur Mutter. Sie, die Mutter war bestrebt, ihre Tochter sehr nah an ihrer Seite zu haben. Sie sorgte sich ängstlich um alles, was Marie unternahm. Es gab einen ständigen Kontakt. Oft hieß es, enn Entscheidungen irgendwelcher Art anstanden:»Mach' es besser nicht, es ist zu gefährlich, denk' dran, es könnte was passieren«, oder»Das schaff t du nicht«. Selbst ihr Gefühlsempfi den wurde angezweifelt. Gab es Momente, in denen sich Marie getroffen, ungerecht behandelt fühlte oder traurig war, hieß es: ›Du fühlst falsch, das ist nicht so!‹ Manipulative Tendenzen, die selbstgetroffene, freie Entscheidungen und Handlungen nicht zuließen. Die Verunsicherung und Hemmung, die dadurch entstand, hielten Marie stets in der Defensive, wobei die Bindung zur Mutter mehr und mehr gefestigt wurde. Es gab keine Geheimnisse, auch nicht, was die Beziehung Maries zu ihrem Freund anbelangte. Nach anfänglich skeptischer Einschätzung, wurde Boris mehr und mehr mit in diesen ›Mutter – Bann‹ hineingezogen. Maries defensives Verhalten etablierte sich allmählich mehr und mehr auch in dieser Freundesbeziehung.

Das Beziehungsverhältnis seiner Schwester wurde zunehmend auch von Maries Bruder Palo akzeptiert, da er ebenfalls eine Frau fürs Leben gefunden hatte. Anne hieß sie, mit der er bald eine grandiose, pompöse Hochzeit feierte.

Anne, eine offene, fröhliche junge Frau brachte Leben in die häusliche Gemeinschaft. Es wehte von nun an ein frischer Wind in dem alten Gemäuer. Gäste kamen, Feste wurden veranstaltet, es gab wieder ein Leben außerhalb und innerhalb der vier Wände. Es dauerte nicht lange, bis der ersehnte Stammhalter geboren wurde, was noch einmal mehr Freude verbreitete. Er war bereits das siebte Enkelkind der stolzen Großmutter.

Marie näherte sich mit großen Schritten dem Ende ihrer Schulzeit, dem Abitur. Dafür gab es viel zu lernen, da ihre letzten beiden Jahre Kurzschuljahre, also verkürzte Schuljahre waren. Mit Carmen arbeitete sie intensiv. Bis zu dem Zeitpunkt des dramatischen tödlichen Unfalls der Freundin, fünf Monate vor den Abiturprüfungen, durch den Marie auf äußerst tragische Art und Weise ihre beste Freundin verlor.

Carmen, ein Einzelkind, deren Eltern für einige Wochen im Urlaub verweilten, hatte diese Zeit alleine zu Hause verbracht. Die letzte Woche jedoch wohnte sie bei ihrer Freundin Marie. Um für die Ankunft ihrer Eltern aus dem Urlaub alles vorzubereiten, fuhr sie zwei Tage vor dem Eintreffen ihrer Eltern zu sich nach Hause. Aus unerklärlichen Gründen fiel es Marie schwer, sie gehen zu lassen. Die sorgenvollen Gedanken vermehrten sich, als Carmen am nächsten Tag nicht in der Schule erschien. Sie versuchte, Carmen telefonisch zu erreichen, doch vergeblich. Carmen meldete sich nicht. Erst Stunden später erreichte Marie ihre Mutter. Sie meldete sich in Tränen aufgelöst, immer wieder stockten ihre Worte, da sie die unfassbare Grausamkeit nicht herausbringen konnte. Carmens Eltern hatten ihre Tochter bei ihrer Ankunft tot auf dem Boden liegend in der Küche vorgefunden. Durch einen Defekt des Gasherdes war, als Carmen Wasser erhitzen wollte, für sie unbemerkt Gas ausgetreten und hatte so zu diesem unbeschreiblichen, tragischen Unfall geführt. An Grausamkeit nicht zu überbieten, vor allen Dingen für ihre Eltern.

Marie war geschockt und verfi l in eine tiefe Traurigkeit. Schuldgefühle plagten sie. Wie hätte sie durch welche zielgerichtete Handlung Carmen retten können? Hätte sie ihre Freundin an dem Nachhausefahren hindern können? Es gab keine Antwort auf all ihre Fragen. Marie fühlte sich wieder allein gelassen und schuldig. Wie sollte sie diese kommende Herausforderung des Abiturs unter diesen Umständen schaffen? Ihre Lehrer boten ihr jedwede liebe- und verständnisvolle Hilfe an, so dass sie es mühsam bis zu den schriftlichen und mündlichen Prüfungen schaffte, obwohl sie immer wieder den Plan hegte, aufzugeben. Zur mündlichen Prüfung wurde die sichtbar ängstliche und belastete Kandidatin von ihrem Mathelehrer an der Schulpforte empfangen und fürsorglich darauf hingewiesen, dass sie wegen ihrer sicherlich starken Anspannung als erster Prüfli g vorgesehen sei. Unter einem solch gut gemeinten Begleitschutz bestand Marie das mündliche Abitur erfolgreich.

Nach einer wohltuenden Erholungsphase begann sie das Pädagogikstudium in Münster; glücklicherweise an dem Studienort, in dem auch ihr Freund bereits Vorlesungen, Kurse und Seminare belegte. Die Wochenenden verbrachte die junge Studentin mit ihrem Freund jeweils wieder brav im Elternhaus, denn die Anziehungskraft der Familie, der Mutter war groß, und eben auch mit einem stillen Auftrag versehen.

Die Beziehung des Paares festigte sich immer mehr, so dass zwei Jahre später, nach einigen hitzigen Diskussionen innerhalb der Familie, Hochzeit gefeiert wurde. Ein Jahr danach beendete Marie ihr Studium erfolgreich mit dem ersten

Staatsexamen, während Boris noch ein weiteres Jahr bis zum Abschluss seines Medizinstudiums benötigte.

Der Ort ihrer ersten zugewiesenen Referendarstelle lag von ihrem Studien- und Wohnort ungefähr einhundertundzwanzig Kilometer entfernt. Von der Durchführung her war das ein unpraktikables Projekt. So bewarb sich Marie um einen schulischen Ausbildungsplatz im benachbarten Bundesland, welches von der Erreichbarkeit für sie günstiger war, mit Erfolg. Während ihr Mann mit dem Staatsexamen begann, fuhr sie täglich zu ihrer ersten Unterrichtstätigkeit vierzig Kilometer weit. Sehr schnell lernte sie den Schulstress kennen, zumal in ihrer bisherigen Ausbildung das ›Neinsagen‹ nicht vertreten war und sie die Grenzsetzung im Elternhaus nicht gelehrt bekommen hatte. Selbstverständlich, ohne zu zögern und gerne hinnehmend, übernahm sie zusätzliche Aufgaben, so dass sich sehr bald erste gesundheitliche Anfälligkeiten zeigten.

Nach dem Examen ihres Mannes übernahmen beide ihre beruflihen Tätigkeiten im nahe gelegenen Stadtgebiet, in dem sich auch nun ihr neuer gemeinsamer Wohnsitz befand. Marie wechselte in eine Schule des angrenzenden Bundeslandes und bekam hier ihre erste Planstelle. Unter dem äußerst strengen Regiment des dortigen Schulleiters, er war ein Choleriker, verrichtete sie die nötigen Aufgaben ihrer Referendarzeit und legte nach zwei Jahren ihr zweites Staatsexamen erfolgreich ab. Das Glück der kleinen Familie war komplett, als Tochter Isabell geboren wurde. Das süße, niedliche kleine Mädchen wurde wochentags während ›Mamas Schulzeit‹ versorgt von ›Tante‹, einer äußerst fürsorglichen, liebevollen Tagesmutter.

Marie bekam in ihrer hauptberuflihen Lehrertätigkeit bald die Leitung einer eigenen Klasse und zusätzlichen Fachunterricht zugeteilt. Ab mittags wartete Isabell auf ihre Mama, die dann nachmittags für sie da war. Wenn schulische Aktivitäten anstanden, wie Konferenzen, Dienstbesprechungen oder Elternsprechtage standen zwei Kindermädchen, Susanne oder Sonja, zur Verfügung. Durch die Geburt von Carina vergrößerte sich die Familie noch einmal und gewann an unsagbarem Glück dazu. Dieses kleine quirlige, energiegeladene Wesen erfreute alle, vor allen Dingen Isabell, die große, stets hilfsbereite und äußerst liebenswerte Schwester. Beide Mädels liebten sich inniglich und waren unzertrennlich, so unterschiedlich sie in ihrer Wesensart auch waren.

Boris war durch seine berufli he Fachausbildung stark beansprucht und hatte sehr wenig Zeit für die Familie, zumal er diese in seiner Freizeit mit seinem Hobby, der Fliegerei, verbrachte. Auch stellte sich bald heraus, dass er kein Freund von Traurigkeit war und mit seinem ausgeprägten Charme die i hn umgebende Damenwelt begeisterte. Das führte mit der Zeit innerfamiliär zu Schwierigkeiten, Steitereien und gesundheitlichen Anfälligkeiten. Seine anstehende berufli he Niederlassung in einem nahe gelegenen Ort und ebenso der Umzug der Familie dorthin wurden akribisch geplant, durchgeführt und mit einer prächtigen Party befeiert. Die b erufli he Seite gestaltete sich äußerst erfolgreich für Boris, während sich das Privatleben weniger wünschens- und lebenswert entwickelte. Marie fühlte sich nicht wohl.

In dem dunklen, einsam stehenden Haus, in dem sich die kleine Familie niedergelassen hatte, wimmelte es von Mäusen. Ein Neubau nämlich, direkt am Wald gelegen, mit vielen undichten, nicht verschlossenen Zugängen, lud zum ungehinderten Passieren ein. Für Marie, die unter einer ausgeprägten Mäusephobie litt, steigerte sich die Anspannung ins Unerträgliche. Hinzu kam, dass sie sich stets unwohl und krank fühlte. Gynäkologische Beschwerden machten einige Eingriffe und mehrere operative Entfernungen von Brustknoten notwendig.

Von den angrenzenden Nachbarn wurde Marie kritisch wahrgenommen. Eine aus der Stadt!!

Ihr dunkler Erscheinungstyp, gebräunte Haut, dunkles Haar ließ sie nicht zu der Familie zugehörig erscheinen. So wurde kurzerhand das neugewonnene Gerücht verbreitet: ›Sie ist eine Ausländerin.‹ Nicht genug damit, die Verletzung wurde ausgeweitet auf die Kinder, indem man ihnen verriet, dass ihre Mutter ja in Wirklichkeit nicht ihre echte Mutter sein könne, da diese ja wohl keine Deutsche sei und anders aussähe als sie. Schock, Verunsicherung und Verletzung – die Reaktion der Kinder. Das Unheil nahm seinen Lauf. Marie fühlte sich isoliert, gekränkt, unwohl, einsam. Ihre schulische Arbeit konnte sie aus der Distanz heraus nicht fortführen, sie hatte sich für einen gewissen Zeitraum beurlauben lassen. Schüler und Kolleginnen fehlten. Ihre Aushilfstätigkeiten in der neu aufgebauten ärztlichen Praxis ihres Mannes befriedigte sie nicht. Stetige partnerschaftliche Auseinandersetzungen stellten sich ein und steigerten sich gewaltigst und auch dahin übergehend, bis ein innerer Breakpoint erreicht war. Die fatalen Folgen äußerten sich in Maries innerer Kündigung, Aufgabe, Anpassung, körperlicher Schwäche, wiederkehrenden Krankheiten und ihr gleichzeitig perfektes Rollenspiel nach außen.

Nach wenigen Jahren versprach ein für Boris möglich geworden berufli her Wechsel zurück in den geliebten, vertrauten Wohnort Aussicht auf Besserung der Situation,

Aussicht auf einen Neubeginn. Verbunden damit bestand gleichzeitig für Marie die Möglichkeit die Lehrtätigkeit an ihrer Stammschule wieder aufzunehmen. Es war nun auch der Zeitpunkt, dass Carina eingeschult wurde, während Isabell auf ein Gymnasium wechselte. Die kleine Familie bezog ein für beide Arbeitsbereiche und Schulen günstig gelegenes wunderschönes großes Haus, in dem man sich wohlfühlen konnte. Alles schien nun perfekt, das schmerzlich Erlebte überstanden zu sein. Über zwei Jahre hinweg erstreckte sich diese oberflächlich entspannte, ausgeglichen wirkende Phase. Doch mehr und mehr brodelte es unter der Fassade und die alten Mechanismen nahmen wieder ihren Platz ein. Marie erschien innerlich belastet und erschöpft zu sein. Innerhalb eines kurzen Zeitraumes wurden bei ihr drei Brustknoten festgestellt, deren Histologie jeweils grenzwertig waren. Die Angst und das Bangen um ein schlechtes Ergebnis und auch die Strapazen der Operationen setzten ihr zu. Hinzu kam, dass sie im gynäkologischen Bereich unter Dauerbeschwerden und Dauerschmerzen litt. Ein Zustand, der ebenfalls körperlich und psychisch zehrte. Ärztlicherseits riet man ihr zu einer Operation, die dann auch nach kurzem Abwägen geplant wurde. Der Gynäkologe, ein Freund der Familie, führte sie durch, mal eben schnell, so war es vorgesehen, da die Teilnahme an einem Kongress in den USA gebucht worden war. Aus diesem ›kurz und bündig‹ geplanten Eingriff erstreckte sich jedoch eine lang anhaltende Komplikationsdauer mit schwerwiegenden Krankheitsbildern: Bauchfellentzündung, Blutvergiftung, allergischer Schock und Darmlähmung, Allergien auf viele der Heilung versprechenden Medikamente. In den drei kritischen Tagen, in denen sich zeigen sollte, ob sich ein bestimmtes Wirkung bringendes Medikament erfolgversprechend zeigte, war Marie nur zeitweise ansprechbar. Immer wieder sackte sie weg und bestritt ihren inneren Überlebenskampf. Dabei geriet sie in eine Nahtodsituation, die unbeschreiblich war. Ein Tunnel, eine Röhre, dessen Ende in einer betörenden Helligkeit erschien, zarte leise Stimmen, absolute Leichtigkeit, Wärme, allumfassendes Glück, ein verlockender Schwebezustand mit einem großen Anziehungselement. Es fi l ihr schwer, dieser Anziehungskraft zu widerstehen. – Pure Faszination!

Jedoch … Zwiespalt … Konfl kt … Entscheidung?? Wofür? Ein innerer Appell: die Kinder!

Nur sehr mühsam und langsam erholte sich Marie von diesem Erlebten, dieser Sensation, die eine gewisse, in Abständen auftretende Todessehnsucht hinterlassen hatte. Körperlich verlief der G enesungsprozess ebenfalls sehr schleppend, zumal sich in dem O perationsgebiet ein Bluterguss gebildet hatte und für hin und wieder auftretende Fieberschübe und Dauerschmerzen sorgte. Erst als Marie einige Monate später mit dem Verdacht auf einen geplatzten Blinddarm in ein K rankenhaus eingeliefert und dort operiert wurde, entdeckte und entfernte man den Übeltäter, eine kindskopfgroße abgekapselte Blutansammlung.

Für eine Zeit lang ging es Marie gesundheitlich wieder besser. Der Schulbetrieb machte ihr großen Spaß, auch wenn die immer größer werdenden Schwierigkeiten im schulischen Bereich und die gleichzeitig bestehenden familiären Verpfli htungen, wie Koordination schulischer Belange von Isabell und Carina, sowie die berufli hen Herausforderungen von Boris, die immer auch zum großen Teil von ihr mitgetragen und mitverfolgt wurden, oftmals eine erhebliche Belastung darstellten. Konnte man auch phasenweise davon ausgehen, dass Marie nun ihren inneren Frieden gefunden hatte und die nagenden Verletzungen geheilt waren, so stellte sich dieser Gedanke als nur eine wünschenswerte Illusion dar. Die Krankheitsserie setzte sich in Form von zunächst gelegentlich auftretenden Kollapszuständen fort. Diese überfielen sie in jedweden Situationen völlig ohne Vorwarnung. Sie schaltete einfach ab. Beim Autofahren gelang es ihr glücklicherweise noch rechtzeitig, rechts heranzufahren und das Fahrzeug zu parken. Zu Hause erwischte es sie beim Schminken im Bad. Isabell fand sie dort ohnmächtig auf dem Boden liegend. Ein Schock für das Kind. Sie schüttelte und rüttelte ihre Mutter, um sie aufzuwecken. Mit Benommensein, Schwindelgefühlen und einem Druck im Kopf als Hinterlassenschaft endeten solche Episoden meist sehr schnell wieder. Mannigfaltige Untersuchungen brachten keine ausreichende Klarheit einer Diagnose.

Die unangenehmste und weitreichenste Folge dieser Vorfälle waren die sich ausbreitenden Ängste. Ängste zu kollabieren, Ängste die innere Kontrolle zu verlieren, Ängste allein zu sein und etwas allein zu unternehmen. Starke Unsicherheit, Verlust der Autonomie, Depressionen zogen Marie weiter runter. Sie war psychisch am Ende und ließ sich schulisch für einen gewissen Zeitraum beurlauben. Eine Diagnose musste gefunden werden. Der Verdacht auf einen bestehenden Hirntumor als Ursache sollte an einer Universitätsklinik ausgeschlossen werden. Als Marie dort ankam, sich vorstellte und die mitgebrachten Röntgenbilder, die den Verdacht untermauert hatten, vorlegte, stellte man fest, dass es eine Verwechslung der Bilder gegeben hatte, dass die mitgebrachten Bilder nicht Maries Schädel darstellten. Auch weitere Untersuchungen ergaben keine ausreichende Erklärung für die Beschwerden. Chaos der Gefühle – wenig Hoffnung in Sicht! – Marie sackte und sackte psychisch weiter ab – jegliche Lebenslust schwand. Aber sie wollte doch für Isabell und Carina da sein.

So entschloss sie sich, ermuntert durch die sie behandelnden Ärzte im Universitätsklinikum, eine Psychotherapie zu beginnen. – Und sie fand auch einen Arzt, einen Therapeuten, eine Vertrauensperson, Helfer, Tröster, Fels in der Brandung, Vater, Bruder, auch in gewissen Situationen einen Begrenzer, einen notwendigen, wohltuenden Gegner, alles in einer vertrauten Bezugs-, Beziehungsperson – ein Retter, ein wunderbarer Mensch.

Marie hatte einen Doktor an ihrer Seite, einen Therapeuten, einen Begleiter gefunden, der ihr Beistand leistete in ihrer körperlich und psychisch problembeladenen, schwierigen, schmerzhaften Zeit. Langsam schöpfte sie Kraft und begann, sich einige mittlerweile unmöglich gewordenen Aktionen wieder zuzutrauen. Was zur Folge hatte, dass die Schwierigkeiten im häuslichen Bereich an Brisanz zunahmen, Unsicherheiten und Eifersucht entstanden und durch die Streitigkeiten eine immer größer werdende Barriere zwischen Marie und Boris entstand. Man ging getrennte Wege.

Gesundheitliche Niederschläge ließen nicht lange auf sich warten. Ein großer Leberfl ck am Arm hatte sich in letzter Zeit schwarz gefärbt und formmäßig verändert. Er musste großflächig und vor allen Dingen tief heraus operiert werden, da die Möglichkeit einer Bösartigkeit gegeben war, diese sich jedoch durch die histologische Untersuchung des Gewebes glücklicherweise nicht bestätigt wurde. Ebenfalls vermittelte ein festgestellter Darmpolyp Warnung vor einer möglichen Umwandlung der Zellen. Peer, der medizinisch in seinem Fachgebiet der Gastroenterologie spezialisiert war, versuchte seine Schwester Marie zu beruhigen und bot ihr an, die Entfernung des Polypen chirurgisch vorzunehmen. Da er sich aber zu dem Zeitpunkt gerade selbst für die Operation einer Gallenblasenentfernung entschieden hatte und der Termin auch schon feststand, sollte dieser Eingriff erst nach seiner Operation stattfinden. Doch dieser Plan wurde kurzerhand durchkreuzt durch die Histologie des Probengewebes, welches bei der Erstuntersuchung entnommen worden war. So hielt es der behandelnde Arzt für dringend notwendig, den kleinen operativen Eingriff so schnell wie möglich durchzuführen. Peer war damit einverstanden, mehr noch, er hielt diese Entscheidung für ebenfalls äußerst wichtig. Er bereitete sich selbst auf seine in wenigen Tagen anberaumte Operation vor. Kurz vor dem Wochenende sollte sie sein, damit er schnell wieder in seiner Praxis arbeiten konnte und wenig Ausfall hatte. Freitags fand die Operation statt. Sonntags wollte Marie ihn besuchen, so war es verabredet. Mit einem unguten, unruhigen Gefühl fuhr sie in Richtung Heimat, zunächst aber zu dem Wohnort ihrer Mutter. Sie konnte den Zustand ihres Empfindens nicht beschreiben, aber irgendetwas stimmte nicht, sie fühlte sich schwer und belastet. An dem Gesichtsausdruck ihrer Mutter, die zur Begrüßung aus dem Haus kam, sah Marie, dass etwas Schreckliches geschehen war. Ihr Bruder Peer war gerade vor wenigen Stunden an einem Herzinfarkt verstorben. – – Schock! Starre! Schweigen, Weinen, Es kann nicht sein! Warum? Leere, Ratlosigkeit, quälende Gewissheit, Zweifel!

Dann: Der Darmpolyp – er musste schnellstens entfernt werden – was war mit der Beerdigung???

Es konnte alles nicht wahr sein! Verzweiflung! Die Zeit blieb stehen – es ging nicht weiter.

Wieder Schweigen, Weinen, Verzweiflung, Schock, unermessliche Trauer, unermesslicher Schmerz.

Wie in einem Narkose vorbereiteten, dauersedierten, gefrosteten Energiesparmodus versetzt, ließ Marie kurz vor der Beerdigung ihres Bruders den operativen Eingriff in einem Krankenhaus durchführen. Ihr war klar, dass sie in jedem Fall an der Beisetzung teilnehmen und sich von Peer verabschieden wollte. Mit einem kaum beschreibbaren Kraftaufwand gelang ihr dieses Vorhaben auch, allerdings endete dieser Energieakt für sie in einem physischen und psychischen Zusammenbruch während der Trauerfeierlichkeit.

Der Tod

Erbarmungslos zugeschlagen,
mit brachialer Gewalt,
ihn weggenommen,
den Bruder.
Sein Lebenslicht gelöscht

Er – der Tod – kennt keine Liebe,
keine Freude, kein Glück.
Vernichtung – sein Metier.

Das häusliche Verständigungsklima verschlechterte sich immer mehr. Man ging sich aus dem Weg und mied Gemeinsamkeiten. Das bisher erfolgreich gelebte Rollenspiel funktionierte nicht mehr. Gegenseitige Verletzungen verschlimmerten die Situation, vor allem auch für die beiden Töchter. Die Zerrissenheit in der Beziehung zu Boris nahm an Intensität und Dramatik weiter zu. Marie war nicht mehr bereit, die ihr zugedachte Rolle zu spielen. Sie wünschte sich eine respektvolle, partnerschaftliche Lebensweise, die jedoch in dieser Beziehung nicht möglich war. Nach eingehender juristischer Beratung entschied sie sich für die Trennung von ihrem Mann. Sie beantragte das Verfahren, was gleichsam der Auslösung eines Tsunamis glich. Niemand hatte mit diesem Schritt gerechnet. Die Reaktionen hierauf waren intern überschießend, maßlos und übergriffig. Auch im Außenbereich war man geschockt, hatten doch alle eine glückliche Familie in dieser kleinen Gemeinschaft gesehen. Sehr schmerzlich war es, dass Marie nicht mit dem Verständnis und dem Rückhalt ihrer Mutter rechnen konnte. Diesen ursprünglich ihr zugehörigen familiären Bereich hatte sich bereits ihr Partner gesichert, was nicht schwierig war, denn Marie hatte ihre Funktion als hinnehmende, Rollen gerechte Ehefrau nicht erfüllt, so, wie ja auch von ihrer Familie ein diesbezüglich stiller Auftrag bestand. Vor einer unüberschaubar schwierigen Aufgabe stand sie nun. Wie sollte sie es allein schaffen? Immer wieder wurde sie von diesen ratlosen Gedanken begleitet und von extremen Gefühlsempfi dungen überfallen. Würde sie es schaffen, allein? Angst, Panik, Gefühlschaos!

Aber sie war ja nicht ganz allein. Ihren Doktor hatte sie zuverlässig an ihrer Seite. – In den Sitzungen saß er Marie schräg gegenüber und hörte zu, er nahm sie wahr und vergaß nichts von dem, was sie offenbarte. Noch nach Jahren hatte er diese verschiedenen Erlebnisse und Erkenntnisse präsent. Gelegentlich hatte Marie das Gefühl, dass er hellsichtig sei, wenn er über gewisse Geschehnisse, die sich ereigneten, nicht mit Überraschung reagierte, sondern den Eindruck hinterließ, schon darauf gewartet zu haben. Marie lud die Bürde, die Last ihres Lebens bei ihm ab. Er erinnerte sich an all ihr Erlebtes, ohne auch nur eine Passage ihrer Ausführungen notiert oder gar zur Mithilfe ein Tonbandgerät benutzt zu haben. Er saß dort gelassen, Ruhe ausstrahlend und aufmerksam Maries Worten folgend. Er kannte sich gut in ihrem Leben aus, besser, als sie selbst, so hatte sie häufig den Ei druck.

Nicht alles erzählte sie, jeweils nur so viel, wie sie sich zumutete, was an Offenlegung für sie verkraft ar war und wie viel die Wunden zuließen. Dass diese geöffnet und gründlich desinfizie t werden mussten, damit sich der Schmerz in einem ertragbaren Zustand bewegte, war ihr klar.

Das Vertrauen zu ihrem Arzt war unerschütterlich. Er war ihr Anker, ihr Wegbegleiter, ihr Pfeiler im Leben, an dem sie sich orientieren konnte, von dem sie sich Mut und Kraft zur Weiterentwicklung holte und der sie auf ihrem Weg halten würde. ›Ich bin da …‹, so wie er es oft vertrauensvoll versicherte. Diese Worte und die Ausstrahlung seiner Zuverlässigkeit, Sicherheit und Stabilität gaben Marie das beruhigende Gefühl, sich nicht mehr verirren zu können.

In seinem Raum, in dem einmal in der Woche eine Therapiesitzung stattfand, fühlte sich Marie wohl und sicher – eine Kraft-, eine Tankquelle. Mal bildlich übertragend oder Zusammenhänge darstellend, kommentierte der Doktor ihre Ausführungen, ihr Erlebtes, ihre Belastungen, ihren Schmerz mal ausführlich, mal eher wortkarg. Erkentnisse und Einsichten, die sie gewonnen hatte, quittierte er mit einem zustimmenden, fast belohnenden Kopfnicken oder einem verständnisvollen, bejahenden Raunen. Oft atte Marie dann das Gefühl, dass er mit dieser ihrer Entwicklung zufrieden war. Erleichtert, motivationsgeladen, getragen von innerer Harmonie und mit einem gestärkten ›Ich‹ verließ Marie die Sitzungen, wohl registrierend, einen Anflug von Freude über die gemeinsame erfolgreiche Arbeit bei ihm verspürt zu haben – über wieder eine vollbrachte Geburtsetappe.

Und dennoch geriet Marie immer wieder von Zeit zu Zeit in den Konfl kt, die Therapie abzubrechen, weil die begleitenden Schmerzen unerträglich zu sein schienen. In solchen Momenten wünschte sie sich von ihrem Arzt Linderung des Geschehens und die Unterbrechung des Prozesses. Dass ihm dieses nicht möglich war, wusste Marie. Sie hatte erkannt, dass der Prozess, in dem sie sich befand, unaufhaltbar war und, dass ihr Wunsch und der damit verbundene Konfl kt, die Therapie zu beenden, eine Art Projektion der Aggression, die sie im Leben erfahren hatte, nun auf ihren Therapeuten gerichtet war.

In den kaum aushaltbaren Momenten der Verzweiflung fragte Marie ihren Arzt ängstlich, ob er glaube, dass sie diese Prozedur überleben könne und ob es Patienten gebe, die diese unbeschadet überstanden hätten. Lächelnd und mit Überzeugung bejahte er Maries Frage. Beruhigt fühlte sie sich wieder auf dem richtigen Weg.

Auch in solchen Etappen der Angst und Verwirrung blieb Maries Doktor ein unerschütterlicher Fels im Sturm mit einer hoffnungsvollen Ausstrahlung, an der Marie sich wieder aufrichten und weiter wachsen konnte.

Im Laufe der Zeit hatte sie die Erfahrung gemacht, dass sich nach jedem Aufdecken und Erkennen und nach jedem Tief eine deutliche Erleichterung einstellte. Dieses besänftigte sie und schwächte die Angst vor weiteren tiefen Geschehnissen ab. Marie war entschlossen, sich dem Prozess weiter zu stellen und ihn zu durchleben, auch wenn sie erneut von gelegentlichen Zweifeln befallen werden würde. Der zuverlässigen Begleitung und Hilfestellung ihres Arztes war sie sich sicher und das gab ihr Kraft

Der Prozess der Veränderung, der Reifung, der Umwandlung, der begleitet wurde von einem Durchleben von Leid, Schmerzen, Trauer, Aufbäumen, Hoffnungslosigkeit im Wechsel mit Freude über Geschafftes, Suche nach neuen Zielen, Befreiung, Harmonie, Gelassenheit und Glück bahnte sich seinen Weg. – Ein unaufhaltbarer Prozess, jegliche Versuche ihn zu stoppen scheiterten.

Die Umwandlung – Metamorphose nahm ihren Lauf.

*

Zitternd, frierend, schwitzend, von irrealen Traumfetzen beladen, erwachte Marie aus einem konfusen Schlaf und befand sich in einer fremden Welt, in der sie sich nicht auskannte: dunkle Wolken, helle Sonne! Wo war sie, wer war sie? Angst überfi l sie. Ihr wurde bewusst, heute war ein besonderer Tag. Ihr Innerstes erwartete eine Entscheidung. Sie stand an einem Wendepunkt. Um sie herum war alles leer. Sie fühlte sich allein, lag wie nackt am Boden. Panik befi l sie ---- m orgen?? Übermorgen?? Angst, es wur de dunkel um sie herum. – Ihre Hand griff nach dem ihr gerade gereichten imaginären Seidenfaden. Woher kam er? Das Leben reichte ihn ihr. Marie bat ihr Innerstes um Kraft, damit sie ihn halten konnte. Doch ihre Hände begannen zu zittern. Waren sie zu schwach? Sie konnten nicht, sie wollten nicht. Die Luft zum Atmen wurde dünner, sie fehlte. Erstickte sie?? Sie ließ den Faden los, benötigte alle Kraftreserven für ihre Atemzüge. Würde ihr diese Geburt gelingen? – Plötzlich befand sie sich in ein er positiven Umgebung. Sie lächelte sie an. Dann wieder Schweißausbrüche, Schmerzen, Ängste. Ihr Körper verweigerte jegliche Nahrung. Übelkeit breitete sich aus. Immer wiederkehrende Fragen tauchten auf: Will ich, kann ich, gebe ich auf, versuche ich es noch einmal, gelingt es mir, werde ich überleben?? – Ein Wendepunkt zeichnete sich ganz deutlich ab. Die Außenwelt meldete sich. Das Telefon klingelte. Sie schleppte sich zum Apparat, meldete sich zögerlich, doch ihre Sprache versagte. Sie weinte, schluchzte laut … Rosa meldete sich mit den Worten: »Ich habe es geahnt, du befi dest dich in einem Tief, da rufe ich ja im richtigen Moment an.« Erst zwei Stunden später war Marie in der Lage, das Telefonat mit Rosa fortzusetzen. Hilflos, kraftlos, mitgenommen von den schmerzhaften ›Geburtswehen‹ schlief sie wie ein Neugeborenes ein.

Es waren Ferien.

Die kommenden Tage schienen ein neues Gesicht zu haben, mal leuchtete die Umgebung strahlend hell, mal färbte sich alles dunkel und grau. Marie fühlte sich schlapp und schlecht, wie nach einer schweren Erkrankung oder wie eine Neugeborene? Doch stets stellte sie sich die Fragen: Wer bin ich und wo bin ich??

Tod und Leben

Der Tag wird dunkel, die Luft chwer.
Gefahr droht!
Fühle mich zu Boden gedrückt,
Atem wird still..
Leere, nichts als Leere.
Freiheit??
Zaghafter Lichtschein in der Ferne,
erlischt,
erglüht von Neuem.

Ich greife nach der mir gereichten Chance,
versuche mich zu erheben,
doch ich falle.
Mühsame Versuche..
Ein neues Leben lockt.

Marie suchte Hilfe in einem Gespräch mit ihrem Arzt und
Therapeuten. Er beruhigte sie, bestätigte ihre Wahrnehmung
und erklärte, dass sich möglicherweise im Augenblick sehr
viel ändere. Doch immer wieder stellte sie sich die Fragen:
Wer bin ich? Wo bin ich? Wo steuere ich hin?

Neubeginn

Wer bin ich?
Wo bin ich?
Angst umgibt mich.
Altbekanntes trägt ein neues Gewand.
Was ist? Was geschieht?
Zögerlichen Schrittes taste ich mich ängstlich vor.
Darf ich?
Wer begleitet mich?
Freiheit, nur die Freiheit …
Sie lacht mich an.
Wie gehe ich mit ihr um?
Was bringt sie mir?

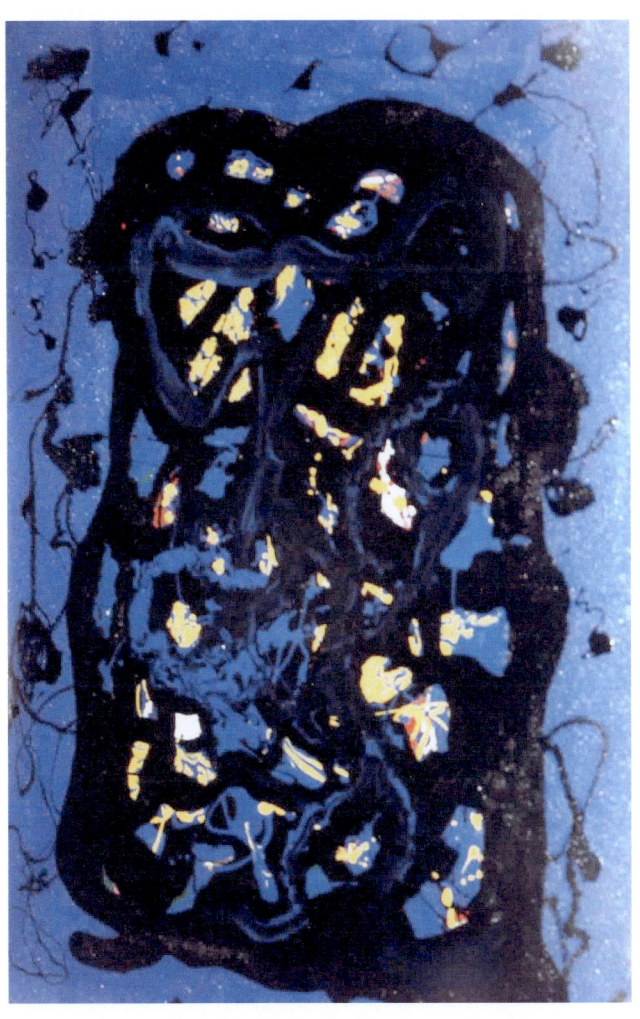

Maries physisch-biologischer Geburtstag nahte. Gleichgültig sah sie ihm entgegen, denn er hatte nicht mehr die Bedeutung, die er einmal für sie gehabt hatte. Das Außergewöhnliche an diesem sonnigen Märztag war, dass ihr bewusst wurde, wie wichtig sie für sich war. Sie verwöhnte sich geradezu, sie fand Ruhe in sich und sie genoss dieses Gefühl. Einen Tag später erhielt sie Besuch von Isabell, ihrer Tochter, die ihr nachträglich zum Geburtstag gratulieren wollte. Ihre Anwesenheit rief in Marie ein unerträgliches Gefühl des Schmerzes durch Erinnerungen an Vergangenes hervor. Sie fi l in die von ihr gerade verlassene Welt zurück. Sie weinte. Jeder Atemzug, jedes Wort schmerzte. Gewissheit darüber, dass sie diese Welt, diese Atmosphäre nicht mehr ertragen konnte, befi l sie. Lange musste sie sich von diesem Besuch, von dieser Erkenntnis erholen.

Mehr und mehr tastete sie ihre Umgebung ab, Angst begleitete sie dabei. Angst: Würde sie es schaffen, könnte sie es verkraften, es, das Neue? Neugier trieb sie weiter. Langsam lernte sie in diesem neuen Sein zu gehen und zu sprechen. Doch wo steuerte sie hin und was wollte sie sagen? Immer wieder schmerzte die nach einer Häutung gerade erst neue, dünne, äußerst verletzbare Haut.

Die Ferien neigten sich dem Ende zu, das Berufsleben nahte. Marie hatte Angst. Immer wieder holte sie sich Hilfe und Mut bei ihrem Wegbegleiter.

Verunsichert und mit Abneigung fuhr sie zur Schule. Was erwartete sie? Hielt ihre neue Haut den dort an sie gestellten Anforderungen stand? Das alte Schulgebäude erschien so, als sei es gerade erst erbaut worden, ihre Schüler, als gerade eingeschult. Nur ihre Lautstärke kam Marie bekannt und unerträglich vor. Besonnen und gelassen gelang ihr der Unterricht. Völlig entkräftet fi l sie mittags in einen Tiefschlaf. Die darauffolgenden Tage verliefen ähnlich. Doch deutlich verspürte sie einen Abstand, eine Entfernung zu dem ihr sonst bekannten Schulleben. Belastende Dinge erreichten sie nicht mehr. Eine stillere, ruhigere, friedlichere Einstellung machte sich in ihrem Inneren breit, unterbrochen von den sie beunruhigenden Gedanken: ›Das will ich nicht mehr, das ist nicht mehr meine Welt, kann ich mein berufl - ches Spektrum erweitern, habe ich nicht noch einen anderen Auftrag??‹ Intensiver und bewusster ging sie auf ihre Schüler ein. Neben ihrem pädagogischen Lehrgut öffnete sich ein noch größeres Fenster, welches ihr die Kinder in ihrer ganzheitlichen Struktur zeigte. Familiäre Hintergründe, ihre Schwierigkeiten und deren Ursachen, Verhaltensweisen im Zusammenhang mit ihren Vorgesetzten. Eltern und Schüler interessierten sie mehr, als die ihr berufli h zugewiesene Wissensvermittlung.

Als Marie nach einigen Tagen von einer kleinen Schülerin angesprochen wurde: ›Du sprichst ganz anders und du bist auch ganz anders,‹ und ihre Kollegen sie skeptisch fragten, warum es ihr so gut gehe und was denn eigentlich geschehen sei, schreckte sie verstört auf. Wer war sie? Was war geschehen, wenn schon ihre Umwelt etwas Verändertes an ihr wahrnahm? Was würde aus ihr werden? Wieder breitete sich Unsicherheit aus. War sie richtig oder eine Wahnsinnige? In ihrem Zweifel an sich selbst verlor sie sich und schlüpfte in ihre alte, vermoderte Haut. Vermodert, so fühlte sie sich. Aber so konnte sie sich nicht mehr leiden, ja, so lehnte sie sich ab. Die Achterbahnfahrt in ihrem Kopf begann. Unfähig einen klaren, geordneten Gedanken fassen zu können, fühlte sie sich krank und schlecht. Angst ergriff sie und zog sie in Form einer Spirale abwärts. Eine körperliche Schwäche nahm sie so in Besitz, dass sie kaum fähig war, ihre Unterrichtsstunden zu überstehen. Körperliche Alarmzeichen setzten ein. Inmitten einer Deutschstunde erblindete für einige Minuten ihr linkes Auge. Gelähmt vor Schreck und Panik rannte sie hinaus, in der Hoffnung, ihr Sehen wiederzufi den. Nach einigen Minuten der Ruhe, stellte es sich zögernd wieder ein. Was hatte sie gerade in einer Zeitschrift gelesen: kurzzeitiges, einäugiges Erblinden sei in vielen Fällen der Vorbote eines Herzinfarktes, also Angst. Angst vor der Umwelt, Angst vor sich selbst brachte sie an den Rand der Verzweiflung. Es gab keinen Ort, an dem sie sich wohlfühlte. Man konnte meinen, dass sie von jemanden verfolgt und gehetzt würde. Marie fühlte sich einsam und lief vor sich davon. Stille und Ruhe in ihren eigenen Wänden bedrohten sie. Wie gut, dass ihre Wohnung über eine solche Größe verfügte, so konnte sie laufen, laufen, laufen. Doch die Angst holte sie immer wieder ein. Es war eine bestimmte Angst, nur konnte sie sie nicht benennen, nicht greifen. Allabendlich schnürte sich ihr Hals zu. Halsschmerzen, die tagsüber in leic hter Form wahrnehmbar waren, begannen abends heftiger zu werden und verschlimmerten sich mehr und mehr. Ein Halsödem, an dem sie vor vielen Jahren schon einmal erkrankt war und in dessen Verlauf sie als Notfall nachts in die U niversitätsklinik eingeliefert wurde, drohte sich erneut zu bilden.

Vor wenigen Wochen bemerkte sie im Z usammenhang eines grippalen Infektes ähnlich beginnende Symptome. Der sie behandelnde Arzt verschrieb ihr für den Notfall Cortison Tabletten, die sie in ei em solchen Ernstfall bis zum Erreichen einer Klinik als Überbrückung nehmen könne. Diese Tabletten lagen nun wieder bereit. Todesangst befi l sie. Mit einem Glas Bier versuchte sie diese zu mildern. Der Gedanke, ich will nicht mehr, schwächte sich zwar ab, aber er blieb bestehen, bis sich allmählich das sich ankündigende zuschnürende Problem zu erkennen gab.

Marie wurde von einer schmerzlichen Erinnerung eingeholt. Sie befand sich mit ihrem damaligen Schulfreund Marten an einem in der Nähe ihres Elternhauses gelegenen See. Zusammen mit einer Schulkameradin und deren Freund wollten sie segeln und picknicken. Als sich die beiden jedoch nach einiger Zeit verabschiedeten, wurde ihr Freund in einer solchen Weise zudringlich, die sie nicht akzeptierte. Daraufhin verlor er vollends seine Beherrschung und bediente sich all seiner verfügbaren, recht umfangreichen Mittel der Gewalt. Marie empfand reale Todesangst. Wie durch einen Glücksfall wurde sie von einem vorbeiwandernden Ehepaar, es hatte ihre Hilferufe vernommen, gerettet. In einem völlig verwirrten Zustand und mit zerrissenem Rock gelang ihr die Entfernung von diesem Ort. Niemandem erzählte sie etwas von diesem Vorfall, sorgsam verschloss sie ihn in ihrem Inneren, verdrängte ihn, er sollte in ihrem Bewusstsein nicht existieren, scheinbar vergaß sie ihn. Nur die Ängste als Überreste des Geschehens ließen sich nicht eliminieren, sie begleiteten sie treu und zuverlässig weiterhin. Und jetzt gerade hatten sie dieses Problem, diesen Vorfall in ihrem Unterbewusstsein geweckt und schmerzhaft an die Oberfläche, ins Bewusstsein transferiert. Die erschreckende Erinnerung versetzte Marie in einen chaotischen Gefühlszustand: Starre, Stummheit, Schuldgefühle, Selbstzweifel und Erleichterung ob der Klärung, wechselten lückenlos und ohne Verzögerung einander ab. Und wieder, wer war sie?? Unterstützt und bestätigt durch grausame Gewaltträume entwickelte sich eine grenzenlose Wut den Männern in ihrem Leben gegenüber. Immer wieder wurde sie im Traum überfallen und misshandelt. Was hatte man ihr angetan? Erschreckend stellte sie fest, dass sich hin und wieder auch in ihren sexuellen Vorstellungen eine Abneigung entwickelte, eine Abneigung gegenüber dem Mann. Nur sehr langsam wich ihre Angst durch diese Bewusstwerdung. Gelassenheit und Ruhe lösten sie ab.

Als sie wenige Tage später einen Anruf von einem lieben Freund erhielt, der sie nach ihrem augenblicklichen Befinden fragte, antwortete Marie völlig gedankenlos, dass sie diese Frage nicht beantworten könne, da sie sich innerlich augenblicklich in einem Häutungsprozess befände. Soeben ausgesprochen wurde ihr die Bedeutung ihrer Aussage bewusst. Verblüffend exakt beschrieb sie ihr augenblickliches Gefühl. Das Ergebnis dieses Prozesses konnte sich zunächst sehr wohl sehen lassen. Es, besser gesagt, sie gefiel sich so. Ihr Inneres war erfüllt von Harmonie, Zufriedenheit, Weichheit, Anmut und Glück, Lebensmut, Unternehmungswille, positive Perspektiven, erste Strukturen einer neuen Zukunft zeichneten sich ab. Ohne Schmerzen, ohne Verzweiflung und ohne Schuldgefühle wurden ihr einige ihrer Fehler deutlich, die sie durch die Bewusstmachung bearbeiten konnte. Sie empfand ein wohliges Gefühl der Unabhängigkeit. Wenig später vollzog sich eine nächste Häutung. Wieder wurde sie eingeleitet mit Angst, Unruhe, Bauchkrämpfen und einem grippalen Infekt. Ein neues körperliches Symptom reihte sich anstandslos in die Vielfalt der Missempfindungen mit ein, geschwollene, stark gerötete Augenlider, die von Zeit zu Zeit nicht überfühlbar schmerzten. Marie schlief sehr schlecht und träumte ausdrucksstark. Eines Nachts begegnete ihr in einem solchen Traum eine Künstlerin. Eine eindrucksvolle Frau, sie malte ihre Bilder auf großflächigen Leinwänden. Es waren schwungvoll abstrakte Kompositionen oder klare formgebende Gestalten. Sie verfasste Gedichte und arbeitete an einem Roman. Ihre anmutige Weichheit strahlte Glück und Zufriedenheit aus. In ihrem Erscheinungsbild hatte sie verblüffende Ähnlichkeit mit ihr. Wer war diese Frau? Der Traum beeindruckte Marie stark, er ließ sie nicht los. Was sollte ihr durch ihn vermittelt werden? Vielleicht der Mut weiterzumachen? Doch dieser unterzog sich von Zeit zu Zeit immer wieder einer harten Bewährungsprobe. Besonders in dem Moment, als die Beziehung zu Isabell unterbrochen wurde. Ein schmerzlicher Prozess! Die Feststellung, der mittlerweile entstandenen Unverständlichkeit ihrer beiden Sprachen, der inneren Entfernung voneinander, bewog sie und nicht zuletzt auch Marie, Abstand zu nehmen. Isabell wohnte mittlerweile in ihrer kleinen Studentenwohnung im benachbarten Stadtviertel. Ab und zu telefonierten Mutter und Tochter miteinander. Doch das unerträgliche Schweigen bei ihren immer seltener werdenden Treffen, das Aneinandervorbeireden bei einem noch immer bestehenden festen verlangenden, fordernden Band der Mutter Tochter Beziehung schmerzte unerträglich, der drohende Bruch jedoch noch weitaus mehr. Doch eine Faser ihres Herzens signalisierte in angemessenen Abständen wohltuende, allerdings noch nicht vollends verständliche Signale wie: Vorübergehend muss es so sein.

In einem der letzten gemeinsamen Gespräche äußerte Marie Isabell gegenüber ihren innigen Wunsch, dass sie irgendwann einmal eine freundschaftliche, eine stabile Beziehung verbinden möge. Ob dieser Wunsch jemals in einen Realität werdenden Zustand übergehen würde, blieb in diesem Moment als Scherbe ihres Trümmerhaufens äußerst fragwürdig. Die Trennung von Isabell, ihrer bis zu diesem Zeitpunkt von den beiden Kindern, die sie geboren hatte verbliebenen Tochter schmerzte unsagbar. Jedes ihrer inneren Organe zeigte in unüberhörbarer Weise seine Anteilnahme. Sie vermittelten die Befürchtung, dass auch sie sich von ihr zu verabschieden wünschten. Begleitet wurde dieses Geschehen von einem äußerst wechselhaften Gefühlsleben. Mal empfand sie völlige innerliche Leere, Starre, Totenstille, dann wieder wurde sie von einer Gefühlsexplosion ergriffen. Weinen, Schreien, Jammern, das sichere Gefühl, am Ende zu sein, nicht weiter zu können. Unterstützt und bekräftigt wurde dieses Empfi den durch den unübersehbaren körperlichen Ausdruck, nämlich, dass ihr rechter Fuß nach langer Zeit wieder einmal anschwoll, und zwar in dem A usmaß, dass sie tagelang kein normales Schuhwerk tragen konnte. Wollte auch er nicht mehr weitergehen? Dieses Geschehen war ihr nicht fremd. Sie hatte es schon einmal durchlebt, der Abschied von Carina hatte sie ebenso, wenn nicht gar in einem noch intensiveren Ausmaß leiden lassen. Carinas damalige Entscheidung gegen sie und für ihren Vater ließ sie zu dem Zeitpunkt in eine unerträgliche Depression fallen, von der sie sich in einer psychosomatischen Klinik nur schwerlich erholte. Carina lebte seit diesem Zeitpunkt mit ihrem Vater in ihrem ehemaligen Elternhaus und bereitete sich auf das bevorstehende Abitur vor. Einen Kontakt zwischen Tochter und Mutter gab es nicht.

Dieser Abschied von Isabell ließ nun das damalige Empfi den wieder aufl ben, die Trauer verstärkte sich. Marie war bewusst, an dem Punkt der totalen familiären Lösung, der Durchtrennung jeglicher inneren Verbindungen angelangt zu sein. Sie fühlte sich einsam, allein, verlassen, mutlos und kraftlos. Sollte sie weiterkämpfen? Sollte es ihr möglich sein, ihrem Leben in ihrem Alter eine Wende zu verleihen? Zwei Kräfte zogen an ihren inneren Fasern. Marie fühlte sich wie in einem Raumschiff sitzend, schwebend, liegend, auf dem Kopf stehend. Es befand sich auf dem Flug zu einem neuen Planeten, jedoch noch in der Erdatmosphäre, an deren Schwelle jeweils die Schubkraft in dem Maße nachließ, dass diese nicht überschritten werden konnte, dass Flugobjekt somit stets wieder zurückgezogen wurde. Dieses innerlich abstruse Empfi den setzte sich in jeder Minute ihres Tagesablaufes fort: Mal müde, kraftlos, traurig, dann wieder glücklich, voller Tatendrang und energiegeladen. Ein bekanntes, äußerst bedrohliches Krankheitszeichen vergangener Tage stellte sich in dieser eher katastrophalen Lebensphase schleichend ein: S chwindel, Herzrasen, Kollaps Gefahr. Ein Hinweis worauf? Während ihrer scheinbar nicht enden wollenden Krankheitszeit vor einigen Jahren, Marie erinnerte sich gerade jetzt an die damalige Zeit, kollabierte sie in immer kürzeren Zeiträumen an sehr unterschiedlichen Orten, Zeitpunkten, in den verschiedensten Situationen. Eine sehr unangenehme, beängstigende, ja bedrohliche, in die völlige Abhängigkeit treibende Krankheitserscheinung. Sie konnte nicht mehr allein sein, nichts allein unternehmen. Diagnostiziert wurde ein möglicher Hirntumor an der Hypophyse, zu dessen Abklärung, genauer gesagt zu der Feststellung ihrer absoluten körperlichen Gesundheit Marie damals in einer Universitätsklinik weilte. Klar wurde ihr, nach Erhalt ihres mit gut bestandenem körperlichen Gesundheitszeugnisses, dass sie psychisch nicht nur einiges, wie sich im Laufe der Zeit jedoch herausstellte, sondern alles total aufräumen und ändern müsste. In mühevoller Kleinarbeit begann sie, die ersten Steine aus dem Weg zu räumen. Sie verschaffte sich eine Spur von Freiheit. Die ersten eigenständigen Schritte aus der totalen Abhängigkeit fi len schwer. Aber schmerzlicher noch registrierte sie die dadurch hervorgerufene Reaktion ihrer unmittelbaren Umwelt, die nun eifrig an der Fertigung und Platzierung des Verbotsschildes »Du darfst nicht gesunden und dich schon gar nicht verändern!« arbeitete und mit Unverständnis, Empörung, abfälligen Bemerkungen, Strafen und Drohungen reagierte. Unverständlich für sie, denn sie wollte doch nur leben und nicht als abgedrehte oder ausgefl ppte Emanze gesehen werden. Je stabiler ihr Ego wurde, je selbstständiger sie ihr kleines Leben gestaltete, desto heftiger zeigten sich die Gegenreaktionen. Der nicht enden wollende Druck, die ständigen Kontrollen mündeten in einem nicht ungefährlichen Psychoterror. Sie entschied sich, sich scheiden zu lassen. Die Trennungsmitteilung zog einen gegen sie gerichteten, massiven Machtakt nach sich, von dem sie sich nur langsam unter ärztlicher Aufsicht körperlich und psychisch erholen konnte.

Ein wenig entspannte sich die Situation, als sich Marie entschied, in ein g emietetes kleines Haus am Rande der Stadt umzusiedeln, ein Hexenhäuschen, so wie sie es nannte. Die Bewohnerin eine Hexe?? Als eine solche wurde sie zumindest von vielen ihrer ehemaligen Bekannten gemieden, denn was für eine Frau muss es sein, die ihren Mann verlässt und ihre Sicherheit aufs Spiel setzt?

Das urige, alte Haus unter riesigen Tannen versteckt, musste gänzlich renoviert werden. Beängstigend durch den n och nicht lang zurückliegenden Vorfall des Machtaktes gegen sie, sollte niemand etwas von ihrem Vorhaben wissen. Die unterschiedlichen Namen, die sie daher bei dem Projekt benutzte, sorgten hin und wieder für Verwirrung, jedoch gelang ihr Plan, zwar aufregend und mit Ängsten begleitet, aber termingerecht. Ein Umzug in die vermeintliche Ruhe, in den Frieden war es jedoch nicht. Alle nur denkbaren Machenschaften und üblen Begleiterscheinungen einer unfriedlichen Beziehungsauflö ung traten auf. Wieder Psychoterror und Gefahr, ein scheinbar nie endender Zustand in dessen Verlauf sie sich auch von ihrer Ursprungsfamilie trennte, da sie bei all diesen Projekten ebenfalls eher gegen, als für sie arbeitete. Mittlerweile lebte Marie in dem mit Mühe erstellten Zuhause mit den beiden Hunden ihrer Kinder allein. Isabell wohnte zunächst mit in der ›Hexenanlage‹, zog aber bald darauf in eine kleine Studentenwohnung in der Nähe der Universität, wo sie ihr Studium aufgenommen hatte. Carina blieb weiterhin bei ihrem Vater.

Das Hexenhaus schien mit der Zeit böse Geister anzuziehen. In unterschiedlichen Abständen hielten sich nachts fremde Personen auf dem Grundstück auf, sorgten für Unruhe und Beängstigung. Mal wurde etwas in den Briefk sten geworfen, ein anderes Mal sah man um das Haus herum Schritte im Schnee, ein weiteres Mal lag etwas Undefinier ares morgens vor der Haustür. Der Höhepunkt gipfelte darin, dass nachts ein Auto vorfuhr, jemand die Haustür aufschloss, einen Stein, so hörte es sich an, in den Hausflur warf und unerkannt wieder verschwand. Ein Spektakel, dessen Grund und Auftrag nicht ermittelbar war.

Da absehbar war, dass sich das Scheidungsverfahren endlich nach dreijähriger Dauer dem Ende hin neigte und gleichzeitig auch das Häuschen verkauft werden sollte, begann für Marie die Suche nach einer Stadtwohnung. Schon sehr bald wurde die Suche von Erfolg gekrönt, denn sie fand eine wunderschön gelegene, große, helle Wohnung, die sie einen Tag vor dem anberaumten Scheidungstermin bezog. Überglücklich richtete sie ihr neues Heim ein und genoss die traumhafte Umgebung. Nun war sie frei, die Ehe gelöst, ein neuer Lebensabschnitt konnte beginnen.

Sie machte Reisen, lernte nette Menschen kennen, unter anderem Hella, eine Ärztin aus dem Rheingau, eine Seelenverwandte. Wie Geschwister teilten die beiden Freud und Leid, ihre Lebensgeschichten ähnelten sich stark. Beide fühlten, litten und lachten miteinander. Sie waren sich so nahe, dass oft selbst über die räumliche Distanz hinweg gleiche Empfi dungen zu verspüren waren.

All diese nicht minder gravierenden Schwierigkeiten der Trennung und des Umzugs hatte Marie ohne die Gefahr zu kollabieren überstanden. Warum traten nun jetzt erneut Kreislaufschwächen auf? Und nicht genug damit, im Verlauf einer Unterrichtsstunde erschrak sie, begleitet von einem heftigen linksseitigen Kopfschmerz, wieder ein für Sekunden anhaltender, plötzlich auftretender Sehverlust am linken Auge. Völlig verunsichert und verängstigt konsultierte sie einen Arzt, der ihr zu einer Carotisangiographie, einer Darstellung der zum Kopf führenden Halsschlagader riet, da mit so etwas nicht zu spaßen sei, wie er scheinbar zu beruhigen glaubte. – Ob Marie den bevorstehenden Schullandheimaufenthalt mit ihrer Klasse überstehen würde? Mühevoll hielt sie sich aufrecht, um die Aktion zu meistern. Die Kinder ihrer Klasse konnten ihre Freude über ihr Losgelassensein, ihre Freiheit nicht verbergen. Ausgelassen tobend, kreischend, vergnüglich spielend ergriffen sie Besitz von dem weiten, viel an Spielmöglichkeiten bietendem Gelände. Mareike, eine Biologin, leitete am Nachmittag eine Exkursion zu einem nahegelegenen Feuchtgebiet und führte dort eine Bachuntersuchung durch. Die Lebewesen eines Baches wurden bestimmt und ihr Lebensraum erforscht. Wissenshungrig sogen die Schülerinnen und Schüler die Beobachtungen, dass Erfahrene in sich auf. Bei anschließenden Spielen hatten sie ihre Freude dabei, wenn sie in dem Moorgebiet einsanken oder in den Bach fi len, um sich folglich dann völlig verschmutzt oder durchnässt zu präsentieren. Als auch Marie dabei unglücklicherweise bis zu den Knien im Bach versank, war die Freude perfekt. Geringfügig gedämpft wurde der zeitweilige Übermut bei einigen Kindern durch winzig kleine Insektenstiche und deren Juckreiz. In der drückend feuchten Luft konnte man die Übeltäter schnell erkennen. Fiebermücken waren es, eine Unterart der Malariamücke, Insekten von nur geringer Größe, die in Feuchtgebieten leben. Auch Marie hatte große Mühe, sie von ihrem Kopf und aus ihrem Haar zu vertreiben. Die sich in Grenzen haltende Plage war schnell vergessen, zumal die bereits freudig erwartete Übernachtung mit den geplanten Ärgerspielchen nahte. Für die Kinder eine helle Freude, gepaart mit einem unerschöpfli hen Ideenreichtum an, ›Dir zahl' ich's heim‹- Aktionen, für ihre Lehrerin ebenfalls vergnüglich zu beobachten, wie auch eher gehemmt erscheinende Kinder ihr ›verborgenes Ich‹ zu leben imstande waren. Von Schlaf konnte in dieser Nacht so gut wie keine Rede sein.

Als Marie nach zwei geschlafenen Stunden um 5:00 Uhr morgens von einem Höllenlärm geweckt wurde und die Bewohner eines jungen Zimmers, auf ihren bereits gepackten

Taschen sitzend, ihr fröhlich entgegen riefen: »Wir wollen jetzt spielen!«, rastete Marie förmlich aus und ordnete eine weitere Ruhestunde an. Diese wurde dann auch unter größter Beherrschung eingehalten. Erleichterung stellte sich ein, denn sie hatte es so gut wie geschafft Doch wenig später auf der Heimfahrt, als so wie es schien, ein weiterer Teil an aufgestauter Belastung und Verantwortungsbewusstsein entwich, verspürte sie ein ausgeprägtes Abschiedsgefühl, welches rasend schnell an Intensität zunahm und sich in einem deutlich vernehmbaren Trauergefühl bei der Ankunft und Übergabe der Kinder an die bereits wartenden Eltern entlud. Tränen ließen sich kaum zurückhalten. Unüberhörbar vernahm sie im tiefsten Innern ›So wird es nicht weitergehen‹. – Zu Hause angelangt schlief Marie erschöpft für mehrere Stunden ein. Mit hohem Fieber wachte sie auf. Ein geschwollene Lymphknoten am Hinterkopf schmerzte arg und ihre mit unzähligen Insektenstiche übersäte Kopfhaut spannte und juckte. Eine verspätete, aber heftige Reaktion, die sich schleichend ausweitete zu einer Bronchitis. Sie ging zum Arzt. Er verordnete ein Antibiotikum, um das toxische Geschehen abzudecken und eine Verschlimmerung der Bronchitis zu verhindern. Diese verstärkte sich zunächst aber so, dass sie Schwierigkeiten hatte Luft zu holen und unter lang anhaltenden Hustenfällen litt. »Jetzt löst sich aber auch alles«, kommentierte ihr Arzt und damit hatte er offensichtlich recht.

Ohne Unterbrechung plagte Marie hintergründig ihr berufliches Problem. Ein innerer Krieg! In einem Fiebertraum nahm sie an ihrer Abschiedsfeier vom Schulleben teil. Direktor konnte ein Hinweis nicht sein. Doch was sollte sie tun? Gedanken, wie unfähig zu sein, die Sicherheit ihres nun langjährigen Berufes nicht aufgeben zu dürfen, plagten sie unaufhörlich. Wie durch eine Vision wurde ihr nach und nach deutlich, dass es immer ihr intensiver Wunsch gewesen war, Menschen auf ihrem Lebensweg zu helfen. Sie könnte versuchen, einen Studienplatz für Psychologie zu bekommen, doch da dieser dem NC unterlag, rechnete sie mit kaum einer Chance. Ein erneutes Tief drohte. Der letzte Boden unter ihren Füßen war gewichen. Mittlerweile hatte Marie alles verloren, ihre Kinder, ihre Freunde, ihre Familie und jetzt begann auch noch ihre berufli he Existenz zu kippen. Sie fühlte sich einsam. Selbstvorwürfe plagten sie. Was hatte sie falsch gemacht? Könnte sie zurück? Eine erneute kurzzeitige einäugige Erblindung und wieder das Gefühl zu kollabieren warnte sie aufs Schärfste vor dem Zurück – Gedanken. Mutlosigkeit ergriff sie. Eigentlich wusste sie nicht, ob sie sich für das Leben entscheiden könnte. Sie fand sich nicht mehr zurecht, empfand aber gleichzeitig allen gewesenen, bekannten, vertrauten Ebenen gegenüber eine tiefe Abwehrhaltung. Doch was wollte sie eigentlich, was könnte sie tun?

Deutlich verspürte Marie wieder den innerlichen Umwandlungsprozess, der willentlich nicht steuerbar war. Sie musste ihn also ertragen, zulassen. Sie fühlte sich ihm ausgeliefert. Machtlos und gleichzeitig geduldig würde sie abwarten müssen. Das Bild eines Kindes mit einer noch verschlossenen Wundertüte in der Hand drängte sich ihr auf. Deutlich verspürte sie innerlich eine sich ausbreitende wohlige Weichheit und eine abgeschwächte, nur noch selten wahrnehmbare Aufl hnung und Aggression. Harmonie, eine wesentliche Grundlage ihres beginnenden neuen Lebens hatte Einzug gehalten. Die vollzogene Kehrtwendung wurde ihr täglich bewusster. Mal neugierig, es kaum abwarten können und mal skeptisch, ängstlich sah sie der Zukunft entgegen. Ihr momentanes Gefühl, sich auf einem nur sehr schmalen Pfad zu befi den, verdeutlichte sich in einem Traum. Auf der Suche nach etwas noch Unbekanntem geriet sie in ein Labyrinth. Alle scheinbar begehbaren Wege, sie waren ihr irgendwie bekannt, waren versperrt. Marie wusste, dass es nur einen einzigen Ausweg gab, der zum Ziel führte. Nach langer panischer Suche fand sie ihn. Überglücklich beschritt sie den neuen Weg zaghaft und folgte der Beschilderung. Sie fühlte sich sicher und verspürte eine wohltuende Harmonie in sich. Ihr Weg führte sie über eine mit Frühlingsblumen übersäte Wiese zu einem Hochhaus. An der benachbarten Universität begann sie ein Studium. In dem Hochhaus suchte sie nun dringend ein Zimmer. Nicht lange musste sie warten, bis eins frei wurde. Allerdings musste sie es mit einem Kommilitonen teilen. Das hatte den ungeheuren Vorteil, dass sie gemeinsam lernen konnten, denn das Studium gestaltete sich schwierig und hektisch. Im Verlauf eines gewaltigen, aber wohltuenden Gewitters wachte sie auf. Irgendwie fühlte sie sich erleichtert und zufrieden. War das ihr neuer Weg? Mehr und mehr stabilisierte sich ihr Empfi den, ihn, diesen Weg bereits begonnen, besser betreten zu haben.

Die Sommerferien begannen. Das Wetter war traumhaft schön, südländische Temperaturen, stahlblauer Himmel. Die ersten Ferientage verbrachte Marie mit der Erledigung liegen gebliebener Dinge, wie Aufräumen, Abheften von Arbeitsmaterialien, Planung des neuen Schuljahres und der Vorbereitung ihres Urlaubes an der Ostsee, den sie dort mit einer Freundin verbringen wollte. Aufkommende Zweifel, ob sie die Mehrarbeit in dem neuen Schuljahr durch die Erhöhung ihrer Stundenzahl schaffen würde, versuchte sie zumindest zeitweise erfolgreich zu bekämpfen. Die Ferientage an der Ostsee waren himmlisch schön. Tropisches Klima, luxuriöses Hotel, bekannte Umgebung vermittelten ein behagliches Gefühl. Erinnerungen an vergangene Urlaube mit Ehemann und Kindern an diesem gleichen Ort, sie fürchtete sich vor ihnen, spielten eine kaum erkennbare Rolle. Das Gewesene musste sich wohl in einem früheren Leben abgespielt haben. Hatte die Umgebung sich geändert oder war Marie es, die anders sah, hörte, fühlte, empfand? Auch das Meer schien ein anderes zu sein, es zog sie geradezu an. Während sie in den damals verbrachten Urlauben an gleicher Stelle ängstlich und verunsichert überlegte, ob das Wasser nicht auch verschmutzt sei, ob eventuell Quallen ihr Badeleben stören könnten, lief sie nun, wie süchtig danach, bis zu achtmal täglich ins kühle Nass, schwamm hingebungsvoll, ließ sich von den kleinen Wellen genüsslich umspülen, fühlte sich wie ein aus dem Aquarium befreiter Fisch. Die lauen Abende verbrachte sie bei köstlichen Fischgerichten und kühlem Wein in den niedlich hergerichteten Gartenlokalen. Ihre Glücksgefühle wurden zeitweise durch Gedankenattentate unterbrochen wie, ›Du musst mehr aus deinem Leben machen – es noch mehr verändern‹ oder ›Warum ziehe ich nicht in eine andere Stadt, denn zurück möchte ich nicht‹. Je nach Verfassung stimmten Marie diese gedanklichen Überfälle zufrieden oder ängstlich. Aber es war da noch etwas, etwas, was sie noch nicht erkennen konnte. Es verbarg sich hinter Attacken von Nasenbluten und Herzklopfen. Ihr linkes Nasenloch begann immer dann zu bluten, wenn sie an ihren Beruf dachte. Sollte es ein Hinweis sein, die neu gefasste Absicht, den Beruf zu wechseln, nicht zu vergessen? Herzklopfen peinigten sie bei dem Gedanken an ihren Arzt. Die anfängliche Sicherheit, diese Urlaubszeit ohne seine Unterstützung überstehen zu können, geriet ins Wanken. In den darauffolgenden Tagen nahm dieser Zweifel ausgeprägte Formen an. Auch die Vorstellung ihrer Rückreise löste Wut aus, Zorn ihrer Innereien: Magenkrämpfe, Durchfälle, die in einer für sie bedrohlichen Kreislaufschwäche während der Rückfahrt gipfelte. Nur sehr langsam erholte sie sich von diesem Durcheinander. Doch stabilisieren sollte sie sich noch nicht, denn da war noch das andere Wanken, die Unsicherheit, die Wut, verlassen worden, nicht umsorgt worden zu sein. Wo war ihre innere Harmonie, ihre Ausgeglichenheit, ihre Glücksgefühle, die sie in den letzten Lehrstunden verspürt hatte, geblieben? Nichts, rein gar nichts war davon übrig. Den scheinbar neugewonnenen Boden, die vermeintliche Heimat hatte sie wieder verloren. Wie ein Fisch in der Luft rang sie nach Sauerstoff. Dieser wurde in ihrer relativ großen Wohnung immer dünner. Angstzustände überfielen sie. Angstzustände, von denen sie lange verschont geblieben war. Ihre sich mühsam angeeignete attraktive Bräune blätterte in Windeseile von ihrem nun geschwächten, krank werdenden Körper ab. Ein Austausch zwischen Erholung mit gesundem Äußeren und Magenkrämpfen mit Durchfällen hatte stattgefunden. Tatenlos, regungslos, unfähig, ihre geplanten Vorhaben zu erledigen, lag sie wechselweise im Bett oder im Liegestuhl. Nicht eins der Symptome besserte sich, Aggression, Nasenbluten, Magenschmerzen, Durchfälle.

Das was sie zu sich nahm wie Tee, Zwieback und Wasser lief und fil durch sie hindurch. Und immer wieder die Frage: ›Halte ich diese Therapie, diese Belastung durch? Kann ich es nicht auch allein schaffen, wie alles, was ich bis jetzt geschafft abe, ganz allein?‹

Maries Entscheidung wurde untermauert durch eine von ihr empfundene Zurückweisung ihres Arzt. Wollte er sie loswerden und es ihr auf diese Art und Weise vermitteln? Rasende, unbändige Wut übermannte sie. Sie griff zum Telefonhörer, wählte die Nummer seiner Praxis und sprach ihre spontan gefasste Entscheidung, die Therapiestunden zu reduzieren, aufs Band. Der Zorn gab ihr Kraft und bestärkte sie in ihrem Vorhaben ›Ich schaffe es allein‹. Die verbleibenden wenigen Stunden würde sie über einen kurzen Zeitraum hinweg mit ›links‹ abhalten, so nahm sie es sich vor. Die Genugtuung über den gefassten Entschluss ließ es ihr für einige Zeit gut gehen. Doch schon wenige Stunden später, Marie lag in der Sonne und genoss über den Kopfhörer ihres Walkman ihren Befreiungssong von Queen ›I want to break free‹, verspürte sie, dass ihr Körper mit ihren derzeit positiven psychischen Empfi dungen nicht konform ging: Nasenbluten, Herzklopfen, Kopfschmerzen, Magenkrämpfe und Durchfall. Ein Weinkrampf rüttelte sie wach. Schmerzliche Erinnerungen stürzten wie Felsbrocken auf sie ein: Ihre Ehe!

Das Wiederaufl ben des unangenehmen unverblümten Offenlegens von Auseinandersetzungen, Meinungsverschiedenheiten und Intimitäten machten sie zugleich wütend und verbittert. Nie in ihrem bisherigen Leben hatte sie über einen eigenen geschützten Freiraum verfügt. Marie empfand sich als Objekt, ein ihr nur zu gut bekanntes Gefühl. Es nahm sie ein, hielt sie fest, verletzte sie und machte ihr Angst. Jeglicher Versuch, sich dieses belastenden Panzers zu befreien, schlug fehl. Ihr Körper rebellierte. Und immer wieder die Frage, ›Was ist?‹, ›Was kommt?‹ In einer ihrer schlaflo en Nächte kristallisierte sich ihre seit Tagen vage Vermutung zu einem klaren Resultat heraus. Sie durchlebte ihre vergangenen Jahre und dagegen sträubte sie sich mit all ihren Empfi -

dungen, mit all ihren Organen, mit ihrem gesamten Körper. Das wollte sie nicht, das würde sie nicht überleben. Zu groß war die Angst davor. Sie beschloss, die Therapie endgültig zu beenden, somit würden in ihrem Verständnis auch die Erinnerungen an diese vergangenen Zeiten aus ihrem Leben verschwinden. Beschlossen, getan, für einige Tage ging es ihr besser, sie konnte sie genießen und sich kurzzeitig erholen. Tatkräftig gestaltete sie ihr Umfeld neu und plante ihre restlichen Ferientage. Das Intermezzo war nur von kurzer Dauer. Unruhe, Schlaflosi keit, Unwohlsein. Sie versuchte, ihren Aktionsplan einzuhalten und lenkte sich ab. Und auch das gehörte zum Repertoire ihres Vorhabens, sich äußerlich zu verändern.

Erwartungsvoll machte sich Marie für einen Friseurtermin fertig. Das bisher aufgestellte Verbot ihrer Umwelt, Eltern, Geschwister, Ehemann und Kinder, ihr wundervoll dichtes Haar kurz zu tragen, wollte sie heute durchbrechen. Das erste Mal in ihrem Leben ließ sie ihr Haar kurz schneiden und es braun färben. Das bislang tiefe Schwarz empfand sie mittlerweile als zu hart wirkend. Während dieser haartechnischen Prozedur kreisten ihre Gedanken unaufhörlich um ihr momentan verstärktes Problem ›Ich‹! Wieder meldete sich der Konfl kt: Würde sie die Therapie durchhalten können? Verunsichert durch die unendlich vielen ›Arten von Therapien‹, von denen sie bisher gehört hatte, die in ihrem Verständnis entweder keine waren oder einen Erfolg gebracht hatten, der für sie auch keiner war, schwankte sie hin und her. So wollte sie nicht enden, oder besser gesagt, diese unbarmherzige Tortur mochte sie nicht weiterführen für ein erfolgloses Ende. Was sollte sie tun? Hingegen wusste sie, dass in dem P roblem ›Ich‹ noch lange nicht alles aufgeräumt und erreicht war.

Vor wenigen Tagen hatte sie in ihrem depressiven Gedankenkreis das Bild einer eindrucksvollen, erfolgreichen Frau vor sich, und diese Frau erkannte sie n ach einiger Zeit als sie selbst. Wenn sie dieses hohe Ziel jemals erreichen wollte und das war für sie selbstverständlich außerordentlich fragwürdig, müsste sie dann nicht diese Prozedur weiterhin versuchen zu ertragen? In dieser Entscheidungssuche kam sie jedoch momentan nicht zum Ziel. Stattdessen wanderten ihre Gedanken zurück zu der augenblicklich bekannten Problematik. Wieder befand sie sich wechselweise in ihrem früheren Eheschlafzimmer oder in dem S chlafzimmer ihrer Eltern. Sie verspürte ein Ausgeliefertsein, ein Ungeschütztsein, eine Angst, ja eine Angst vor dem männlichen Partner, vor dem männlichen Geschlecht. Es verlieh den Männern Gewalt und Macht über die Frau, so empfand sie es. Ein g ewaltiges Manko der A natomie. Und diese Art der Gewalt und Macht hatte sie ja häufig erlebt. Wie könnte sie diesen Mechanismus ändern? Ihre Unfähigkeit, ihre Ohnmacht wurde ihr abermals bewusst und zwang sie in die Waagerechte. Gerade rechtzeitig die F riseurangelegenheit beendet, schaffte sie es n ur mit Mühe nach Hause zu kommen, wieder Übelkeit, Brechreiz, Durchfall. Die Ohnmacht ihrer Weiblichkeit hatte sie zur Strecke gebracht. Zorn, Wut, Verzweiflung stiegen in i hr hoch. Erschöpft schlief Marie nach einer Weile ein. Scheinbar hatte der Schlaf eine Lösung gebracht. Mit vagen Gedankenfetzen von Selbstakzeptanz wurde sie wach. Vorsichtig versuchte sie diese zu ordnen, sie auszubreiten. Mehr und mehr kam sie zu einer vorerst beruhigenden Lösung dieses Problems: Wenn Sie sich selbst akzeptierte, sich so wie sie war bejahte, könnte sie sich dann selbst schützen, könnte sie dann leben, auch ihre Sexualität leben, ohne Schutz? Diese noch fragwürdige Erkenntnis löste in ihr Harmonie und Vertrauen aus. Ihr Körper profitierte davon, Übelkeit, Brechreiz und Durchfälle hatten sich verflüchtigt. Es ging ihr gut, ja sogar sehr gut, sie empfand ein wohltuendes Glücksgefühl.

Doch völlig ließ sie dieses Thema noch nicht in Ruhe. Peu à peu entknotete sich die Bedeutung ihres seit Jahren bestehenden, sich von Zeit zu Zeit verstärkenden Schneidewahns. In Frustsituationen schnitt sie ab, was ihr in die Hände kam: Hosen, Röcke, ihre Nagelhaut, ja, am schlimmsten davon betroffen waren ihre Haare. Wollte sie mit dieser Handlung in Wirklichkeit nicht etwas anderes abschneiden, zerstören, damit es ihr nicht mehr in gewaltbehaftete Form gefährlich werden könnte?

Wieder wurde ihr bewusst, wie viel sie noch zu bearbeiten hatte. Immer wieder einmal beschlich sie der Gedanke und die Angst, dass ihr Arzt, ihr Therapeut sie loswerden möchte. Marie erkannte darin zwar ein altes, verfestigtes Kindheitsgefühl, konnte sich aber noch nicht gänzlich von ihm befreien. Wer würde sie dann vor einem Selbstmord schützen, sollten die Tiefs, in die sie unweigerlich wieder hineinfallen würde, ihren Überlebenswillen rauben? Der spärliche Rest, der an Bekannten und an Familie geblieben war, würde sie in einer solchen Notsituation mit Genugtuung daran erinnern, es immer gewusst zu haben, dass dieser Weg der Therapie der Falsche gewesen sei, der beteiligte Mensch, ihr Arzt, eh nur ihr Geld schlucke, solche Ärzte und Psychologen zwar Menschen, aber nicht fassbare Menschen seien, die man meiden müsse und sie, Marie doch einen Therapeutenwechsel vornehmen solle oder eine Reise in die Karibik unternehmen müsse, die ihr bestimmt helfen würde.

Sich in einer solchen Notsituation an eine Klinik zu wenden, rief in ihr die Angst vor einer Einweisung in die Psychiatrie hervor. Das wollte sie auf gar keinen Fall. Dieses Problem war Thema ihrer folgenden Lehrstunde, beruhigt und besänftigt fühlte sie sich danach. Marie nahm sich vor, dass die Problematik sie gefühlsmäßig nicht mehr so stark tangieren möge wie bisher und somit eine kritische Phase ausgeschlossen sei. Aber da waren ja außerdem noch die Schmerzen, die sie durch die Trennung von ihren Kindern von Zeit zu Zeit empfand. Wieder stand sie wie so oft mutterseelenallein da. Tiefe Trauer stieg hoch, als ihre Gedanken zu ihrem Bruder führten. Warum musste Peer sterben? Er hatte seiner Schwester in all ihren kritischen Krankheitszeiten geholfen. In ihren Träumen vergangener Nächte war er kurzzeitig existent. Sie sehnte sich nach ihm und der Gedanke an ihn ließ sie nicht mehr los. Wie eine Verrückte, Schizophrene benahm sie sich. Weinen, Schluchzen, Trauern, im nächsten Moment schafften sich gemeinsame erfreuliche Erinnerungen Platz und sie begann herzhaft zu lachen. Da war seine Hochzeit, bei der Marie Trauzeugin war. Während der Trauzeremonie stand sie neben ihm und seiner Frau vor dem Altar. Der Bruder ihres verstorbenen Vaters hatte das Traurecht in der nicht kleinen Familie erworben. Auch diese Eheschließung versuchte er nervös, er verwechselte stets die Namen der zu trauernden Personen, abzuhalten. Als der Onkel ihren Bruder um die Eheringe bat, um diese zu segnen, durchwühlte Peer hektisch seine Taschen, sah seine Schwester grinsend an und fragte: »Wo hast du die Ringe?« Marie hatte sie selbstverständlich nicht. Er fand sie am Ende der Trauzeremonie in einer seiner Anzugtaschen wieder. Oder die Sache mit seinen Autos. Während seines Studiums war es seine Lieblingsbeschäftigung den Motor seiner fast schrottreifen Autos auseinander zu bauen, um das Puzzle anschließend wieder zusammenzufügen. Das gelang ihm auch, nur blieben stets einige Schrauben, die nicht unterzubringen waren, übrig. Mit Stolz demonstrierte er dann, dass sein Gefährt auch ohne diese Schrauben ansprang und sogar fuhr. Es war schon ein lustiges Bild, wenn ein fast zwei Meter großer Mensch in einer winzigen, an Bestandteilen mangelnden Isetta verschwand und stolz davonbrauste.

Mit ihrem Bruder verband Marie eine tiefe Gemeinsamkeit, eine Verbindung fern jeglichen Machtkampfes. In vielen Situationen fühlten sie gleich oder zumindest sehr ähnlich. Über ihre immer stärker werdende Vermutung, beide ungewollte, unerwünschte Kinder gewesen zu sein, sprachen sie nicht. Irgendwie waren sie sich aber darüber einig. Doch nun konnten sie auch nicht mehr darüber sprechen. Über nichts konnten sie mehr sprechen. Peer war gegangen. Der innere Schmerz über das Verlassenwordensein, die grausame Einsamkeit steigerte sich zur Unerträglichkeit. Ein unüberschaubare Konflkt zog auf, einerseits diese Einsamkeit durch eine Partnerschaft zu beenden, allein der Gedanke an ein Weihnachtsfest ohne einen Menschen, brachte sie fast zum Wahnsinn. Andererseits die totale und absolute Ablehnung einem männlichen Partner gegenüber, dessen alt und frisch zugefügte Verletzungswunden noch zu sehr schmerzten. Ein innerlicher Kampf vor der Entscheidung.

Loslassen

Welche Macht ist es,
die mich umklammert?
Wer möchte mich halten?
Niemand als ich selbst halte fest,
klammere, versuche mich zu retten.
Angst zu verlieren;
Angst zu fallen;
Angst vor Einsamkeit.
Doch ich löse meine Hände,
falle tief, aber weich
in eine neue, wunderbare
weite Welt.

In den letzten Tagen hatte Marie mit Erschrecken festgestellt, in gewissen, sehr unterschiedlichen Situationen plötzlich nicht mehr sprechen zu können, zu wollen. Etwas
Beängstigendes, Erschreckendes braute sich zusammen.
Angst lähmte sie, schreckliche Angst. Ruhe vor dem Sturm,
würde sie überleben?

Arbeiten würde sie nie wieder können. Ein ins Auge ge-
fasstes Studium nicht durchführen. Nichts, zu gar nichts
würde sie mehr imstande sein, sie fühlte sich unansehnlich,
lehnte sich innerlich gänzlich ab. Ihre eh schon verstümmel-
ten Haare, ihr bisher geschätzter Friseur hatte sich an ihnen
vergangen, ein Mann, wollte er sie noch weiter schänden?
Marie besann sich und nahm statt der Schere eine Wein-
schorle, Stift und Papier. Wütend schrieb sie noch einige Zei-
len für ihre morgigen Lehrstunde auf. Sollte sie überhaupt
hingehen, sollte sie sich einlassen? Was würde geschehen?
Diese Fragen stellte sie sich immer wieder. Angst, Angst,

nackte Angst, besser als mit ihrem momentanen Anblick könnte man Angst nicht beschreiben. Bauchkrämpfe, Kopfschmerzen! Wenn sie sich auf das gewisse Ungewisse einlassen sollte, müsste sie ihrem Arzt eine wichtige Warnung vorab geben. Sollte er sich jemals heuchlerisch oder unglaubwürdig verhalten, würde sie den Raum verlassen.

Zum x-ten Mal hörte Marie an diesem Abend über ihren Kopfhörer den Queen Song ›I want to break free‹ und ihre Gedanken wanderten zu Peer, ihrem Bruder. Wieder musste sie über ihn schmunzeln. Er war schon ein komischer, aber liebenswürdiger Mensch. Sie hatte ihn sehr geliebt, das wurde ihr jetzt bewusst. Aber was ist Liebe?? Ein ihr unbekanntes Gefühl, sehr weich, zärtlich, harmonisch umfasste sie. Ist Liebe Freiheit, ein anderes Gefühl? Etwas Unglaubliches geschah mit ihr. Der Eindruck zu verstummen, mundtot gemacht worden zu sein, Weichheit, Harmonie, sie hatte diese schon einmal kurz verspürt, Gleichklang, Zärtlichkeit ergriff sie. A Miracle!! A new life was born!!?? 2:00 Uhr nachts, 16. August. Eine Buddhistin, eine Anthroposophin, eine Erwachsene, ein ganzheitlicher Mensch?? Eine nochmalige Geburt, eine Wiedergeburt?

Sollte sie etwas gefunden haben? Die verzweifelten Versuche der letzten Tage, Menschen zu fi den, die ihr in ihrer Einsamkeit und Not behilfli h sein könnten, wie Nachbarn, Familienangehörige, Kolleginnen, waren halblaute Hilferufe und indirekte Frustreaktionen auf die letzte Begrenzung ihres Lehrers, ihres Arztes, so wie sie es empfand, oder war sie notwendig gewesen für diese Geburt? – Marie war es bewusst, dass ihr keiner dieser Menschen hätte helfen können, da sie sich im Moment noch mehr von ihnen getrennt, entfernt hatte. Nun hatte sie eigentlich auch nicht mehr die Be-

fürchtung, von einem Tief verschlungen zu werden, es sei
denn, die Trennung ihrer Kinder würde sie noch einmal das
Schmerzempfi den einer bewussten Organentreißung zufü-
gen. Aus Angst davor, weiterhin melancholisch, aber erfüllt
stumm zu bleiben, diesen Eindruck hatte sie, oder gar einen
Wachtraum erlebt zu haben, der sich wieder verflüchtigen
könnte, hatte sie das dringende Bedürfnis das Geschehen
spontan schriftlich festzuhalten. Auch wusste sie nun, dass
sie zukünftig sicherlich noch viel mehr aufschreiben würde.

Der neue Mensch war nun zwei Stunden alt. Sollte er überleben, so fühlte Marie, hätte nicht nur sie, sondern auch ihr
Geburtshelfer, gelegentlich ›überzeugender‹ Gegner, Ret-
tungsanker, Arzt und Therapeut, Helfer in der Not, vielleicht
vorübergehend neuer ›Bruder‹ gewonnen. Die Geburt war
gelungen, so konnte und wollte sie leben.

In den verbleibenden wenigen Schlafstunden in dieser
Nacht hatte sie einen eindrucksvollen, zugleich aber beunruhigenden Traum: Marie befand sich als Kranke in einem
recht chaotischen, dunklen Zimmer einer Klinik. Um sie
herum war hektisches Treiben, unerträgliche Streitgesprä-
che des zahlreichen Pfle epersonals. Eine Ärzteabordnung
erschien und teilte ihr mit, dass sie noch heute einen Anspruch auf ein besseres Zimmer in der ersten Klasse habe.
Daraufhin schob man sie in einen geradezu himmlischen
Raum. Er war hell, sonnig, warm und wohltuend, einfach
himmlisch. Ein Arzt versicherte ihr, dass sie bis zu ihrer Ge-
sundung, und die sei sicher gewährleistet, nur der Zeitpunkt
stünde noch nicht fest, hier bleiben dürfe und er selbst sie
pfle en möchte. Marie war glücklich. Mühsam, aber woh-
lig aufgewacht, fi l es ihr zunächst schwer, Traum und Re-

alität voneinander zu trennen. Faszinierend wurde ihr das Zusammenspiel zwischen Unterbewusstsein und Bewusstsein deutlich. Wohldosiert gelangten zur rechten Zeit ›Abgeordnete‹ an die Oberfläche, um einem aktuellen Prozess Nachdruck oder Unterstützung zu verschaffen oder ihn gar auszulösen. Eine wundervolle Einrichtung, der Mensch in seiner Gesamtheit ein Wunderwerk.

Jegliche Aktivitäten fielen Marie an diesem Morgen schwer, wobei sie sich rundum wohlfühlte. Vorsichtig und ganz langsam tastete sie sich vor. Das Fass ohne Boden, in dem sie sich in den letzten Tagen zu befinden fühlte, hatte einen dünnen Pergamentpapierboden bekommen, der um nichts auf der Welt zerstört werden durfte. Abweichend von den vorherigen Therapiestunden erschien sie an diesem Tag rechtzeitig dort, rechtzeitig, aber stumm. Die Angst, auch nur einen Krümel des Neugewonnenen zu verlieren, veranlasste sie zu schweigen. Sie wollte ja wohl gern ihren wertvollen Fund anzeigen, es war ihr jedoch nicht möglich. Stattdessen händigte sie ihrem Arzt die in der vergangenen Nacht angefertigten Notizen zu lesen aus. Nach dieser schweigsamen Strapaze froh wieder zu Hause zu sein, hatte sie den Wunsch, den verbleibenden Tag von niemanden gestört zu werden. Ihr ursprünglich beabsichtigtes Konzept für die heutige Lehrstunde fiel ihr ein, dass da lauten sollte: Das Projekt ist gescheitert, die Dame zu alt ... sie, Marie, werde jetzt rational vorgehen müssen, damit sie Weihnachten nicht wieder alleine sei ... Sie lasse sich auf rein gar nichts mehr ein ... Sie werde wegziehen ... und einen Partner suchen, der befreit von Konventionen lebe, wie ihr Bruder musste er sein ... Gefühle werde sie zukünftig meiden, da sie eh nur als Zielscheibe für Verletzungen gedacht seien ... – ... Doch das gewaltige Geschehen der vergangenen Nacht hatte Ma-

rie nicht nur die Rechnung verdorben, denn in der Therapiestunde fühlte sie sich sicher und geborgen, sondern verlieh
ihr momentan auch den Eindruck, von innen nach außen gekrempelt worden zu sein und dementsprechend ver-
letzlich fühlte sie sich. Nach einer herrlich ruhigen Nacht
wachte sie mit Versgedanken zu dem neugewonnenen ›anderen Gefühl‹ auf. Sie notierte sofort:

›Ein anderes Gefühl‹ – Liebe

Wohlige Wärme
leise entspringt sie,
Körperzellen lechzen nach ihr,
verschlingen genüsslich.
Vollgesogen –
und doch leicht wie eine Feder.
Endorphine richten das Fest –
Sanftheit, Harmonie,
Zärtlichkeit die Gäste.
LIEBE – Glück –
schön, dass es sie gibt!

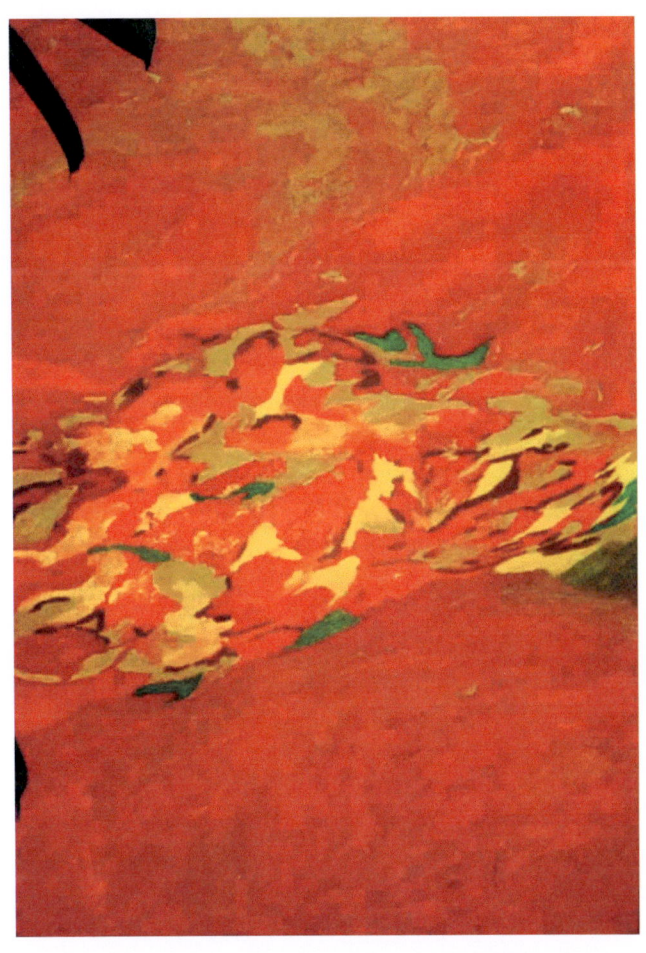

Wieder verschafften sich Erinnerungen an Peer Platz. Wenn er seine Schwester in den Semesterferien mit seinem unverhofften Erscheinen vor dem Mädchengymnasium, ihrer damaligen Schule, überraschte, um sie auf seinem Motorrad nach Hause zu fahren, war Marie selig, da ihr die zeitraubende Fahrt mit einem Bummelzug oder dem überfüllten Bus erspart blieb. Dann waren da die für sie stressigen Zergereien, bei denen sie naturgemäß die kräftemäßig Unterlegene war. Wenn sie ihre verfügbaren Kampfmittel wie Kratzen und Beißen einsetzte, gab er ihr den Triumph des Sieges, kommentierte diesen aber mit den fast zärtlichen Worten: ›Du bist nicht mein Schwesterleinchen, sondern mein Lästerschweinchen.‹

Aus berufli hen und familiär bedingten Gründen hatten die beiden Geschwister in einigen Zeitabschnitten selteneren Kontakt. Eine untrügliche Verbindung, die, wenn auch nur ab und an durch einen Anruf, oft auch noch nachts um vierundzwanzig Uhr, mit den Worten: ›Wie ich höre, bist du noch wach. Hast du einen Moment Zeit? … Du weißt ich bin da …‹ – eingeleitet und bekräftigt wurde. Da Peer ein außerordentlich fähiger Internist und Gastroenterologe war, war seine Hilfe, seine Behandlung während der kritischen Phase ihrer Operationskomplikationen – eine Infiltration durch den Proteus Erreger mit allergischer Reaktion auf die wenigen Mittel, die einzusetzen waren, lebensrettend. Blitzschnell hatte er ein neues tatsächlich wirksames Medikament ermittelt.

Peer war jedoch auch ein sehr schwieriger Mensch. Sein oft nerviges Phlegma, seine sich stets wiederholende Unzuverlässigkeit in gewissen Momenten ließen Marie von Zeit zu Zeit fast verzweifeln. Erschrocken wurde ihr ein unübersehbarer Zusammenhang deutlich. In einer vor wenigen Wochen zurückliegenden Lehrstunde hatte sie sich bei ihrem Arzt ob seiner Nachlässigkeit, was seine Fürsorge während seiner urlaubsbedingten Abwesenheit anbelangte, beschwert. Diese Verärgerung richtete sich nicht nur gegen ihren Arzt, sondern auch gegen den Bruder. War ihr Doktor zu diesem Zeitpunkt in die Gestalt ihres Bruders geschlüpft oder umgekehrt? Die Antwort auf diese Frage war auch unrelevant, da beide sich momentan in ihrem Empfi den sehr stark ähnelten. Maries stets begleitende Skepsis ihren männlichen Mitmenschen gegenüber durfte sie einzig und allein in Gegenwart dieser beiden in Ruhe lassen, da sie bislang die einzigen Herren der Schöpfung waren, denen sie durch ihr entgegengebrachtes achtsames Verhalten vertraute und die ihr Hoffnung auf die Möglichkeit eines partnerschaftlichen Zusammenlebens zwischen beiden Geschlechtern ließen. Ein außerordentlich beruhigender und wertvollerAspekt.

Auftretende Zweifel über die Preisgabe ihrer Aufzeichnungen in der letzten Therapiestunde plagten sie. Könnte ihr Arzt vielleicht doch ihr Vertrauen missbrauchen? Wie würde er mit der gewünschten, jedoch infrage gestellten Bruderrolle umgehen? War der Anspruch zu hoch, wobei es in der Bruderbeziehung so gut wie keinen gab? Er könnte ja auch auf Halbbruder reduziert werden, das würde auch schon ausreichen.

Was würde in den weiteren Lehrstunden bearbeitet werden? Fragen über Fragen sprudelten aus dem Nichts hervor. Nur eine Verhaltensmaßnahme ihrerseits wurde deutlich, formte sich aus vagen Grundrissen zu Gestalt gewinnender Form und endete in einem diktatorischen Verbot, ihr Wissen, ihr Können in jedweder Form auch nur andeutungsweise zu zeigen, die geforderte Ebene zu verlassen, um niemanden zu verletzen. Dieser stille, aber bestimmte und unüberhörbare Auftrag, er begleitete sie bereits von Kindheit an, stimmte sie traurig. Doch gleichzeitig öffneten sich ihre Augen für eine nicht unerhebliche Erkenntnis. Für ihren Ehepartner war ihre Verbindung zu Peer unübersehbar geblieben. Empfand er sie als rivalitätsbelastet? Beide Männer mit gleichem Namen übten in verschiedenen Fachrichtungen den Beruf des Mediziners aus. Während der Jüngere von beiden sein Berufsleben gerade erst begann, war Peer schon seit einiger Zeit, nach einer mit Auszeichnungen absolvierten Ausbildung, ein äußerst erfolgreicher Arzt, der nicht nur in seinem Fachgebiet, sondern allround versiert war.

Dieser berufli h hohe Anspruch schien ansteckend zu sein, denn auch Boris profilierte sich auf seinem Gebiet außerordentlich erfolgreich.

Trotz Peers schwierigen Wesens, von Zuverlässigkeit hatte er zwar schon einmal etwas gehört, lehnte sie in seiner Durchführung für sich selbst jedoch strikt ab, verstanden sich die Geschwister sehr gut, sie achteten sich, ja es bestand ein Verstehen ohne Worte. Dass diese Tatsache, dieser Zustand für Maries Partner belastend gewesen sein musste, begriff sie erst jetzt. Diese Erkenntnis, bisher hatte sie die Augen davor verschlossen, vermittelte ihr Verständnis für ihren Partner. Sie stimmte Marie sanftmütig und beruhigt. Doch wenig später, etwas schien nicht zu stimmen, bekam sie aus unerklärlichen Gründen Fieber, rasende Kopfschmerzen und Übelkeit. Verwirrt und ängstlich zugleich ließ sie sich fallen, fallen in einen Schlaf, der von einem sie verletzenden Traum begleitet wurde. Darin hatte sie gerade ein wunderschönes, friedlich erscheinendes Haus bezogen. Sie fühlte sich wohl und genoss die Großzügigkeit des Gebäudes und die Anmut, der es umschließenden Landschaft. Ihre Mutter und ihr damaliger Ehemann erschienen überraschend zu Besuch und teilten ihr barsch mit, dass sie Gäste zu einer Feierei in ihr Haus eingeladen hätten, sie, Marie großzügigerweise auch mit feiern dürfte, allerdings müsste sie sich dabei still und folgsam verhalten, andernfalls müsste sie verschwinden.

Völlig verwirrt versuchte sie, die Bedeutung dieser Botschaft zu entschlüsseln. Sollte etwa ihr gerade bezogenes neues Leben gestört werden? Sie fühlte sich krank. Das Fieber und die hämmernden, sich zu Sehstörungen ausbreitenden Kopfschmerzen wichen trotz Einnahme eines Schmerzmittels nicht einmal andeutungsweise. Ein verzweifeltes Aufbumen des Körpers, der Grundfeste des gerade bezogenen Hauses, gegen allzu schmerzliche Erinnerungen. Ein bedrohlicher, sie zu Boden drückender Konflkt schien ihr neues Leben vernichten zu wollen. Befürchtungen, dieses Mal nicht zu überleben, sowie die grausamen, jegliches Maß übersteigenden Demütigungen und Misshandlungen raubten ihre Fassung, ließen sie aus der Kontrolle geraten. ›Warum? Was habe ich getan? Wüsste ich einen Anlass, so könnte ich zumindest einen Teil dieser zerstörenden Grausamkeiten verstehen‹, solche und ähnliche Gedanken tauchten auf. Marie fühlte sich wie in der Rolle eines gejagten, verprügelten Tieres, welches nicht mehr in der Lage war, sich vom Boden zu erheben. Sie befürchtete, nie wieder aufrecht gehen zu können und nie wieder einem Menschen in die Augen sehen zu können. Niemand auf der Welt sollte je etwas davon erfahren. Nie würde sie wieder unbeschwert leben können, sie wollte sterben. Das Fieber stieg, sie fror, sie hasste sich abgrundtief. Sie weinte, schluchzte, dann wieder Totenstille.

Innerlich fühlte sie etwas zerbrechen, etwas absterben. Gefühle gestalteten sich zu Steinen, jegliche Lebenskraft jeglicher Widerstand erlosch. Doch die fast erlegte Beute zuckte noch: Bauchkrämpfe, Kopfschmerzen, Schmerzen in der Brust, Sehstörungen, Sprachschwierigkeiten, Durchfälle, Erbrechen, Herzrasen wie nach einem Marathonlauf. Eine Wiederholung stattgefundener Empfi dungsmomente hatte sie eingeholt. Getroffen ließ sie sic h zur planmäßigen Therapiestunde fahren. Getroffen, jedoch noch nicht völlig zur Strecke gebracht, verunsichert, aber auch angenommen und besänftigt durch das stattgefundene Gespräch, entstanden Gedankentröpfchen an das doch gerade erst geborene ›Neue‹, ›the new born life‹, das ›andere Gefühl‹.

Zögerlich sich kräftigend bis zur stillen Entschlossenheit, verwandelten sich diese Tröpfchen in Tropfen, in einen nährenden Schauer, gaben der zarten gebeugten Knospe Überlebenswillen, Kraft, Mut, ein zärtliches Empfi den zurück. Gefahr gebannt! Das unglaublich intensive ›andere Gefühl‹ meldete sich zurück, umschloss sie, nahm Besitz von ihr, geleitete sie in eine ruhige, harmonische, sanfte neue Welt.

Die Liebe hatte gesiegt. ›Just I learnt to love – the other feeling. Is this real life, or is this fantasy?‹

Soeben hatte Marie einen Teil ihres alten Lebens abgestreift, Abschied genommen von einem Part der Vergangenheit und sich für das ›Neue‹ entschieden, sich ›metamorphosiert‹.

Sie weinte vor Glück. Ihre Wohnung erschien ihr so, als sei sie soeben erst renoviert und neu gestaltet worden, gleich dem Raum in einem ihrer Träume: hell, sonnig, wohl duftend und warm. Marie sang, lachte, hörte Musik, spielte Klavier, malte, sie freute sich, es bis hierher geschafft zu haben. Geschwächt von der Kraftaktion schlief sie mehrmals am Tag tief und fest ein und erwachte glücklich. Harte Arbeit hatte sie geleistet. Sie fühlte sich gerettet und freute sich auf die nächste Sitzung bei ihrem Doktor.

Metamorphose

Schmerz, Fremdheit,
    wer bin ich?
Umwandlung?

– Neu? –
Kann ich es zulassen?
Angst!
Wachstum in andere Sphären?
Widerstrebend körperlich,
doch Rückschritt nicht möglich.
Glück – lasse es zu!!

Neue Facetten wachsen,
hüllen mich ein in
Sanftheit, Weichheit, Harmonie.
Das Alte – Härte, Zorn – weicht.

Aufb umend,
im Widerstreit, zögernd,
ob nicht doch Macht gewinnend,
Zwiespalt, trotz Entschlossenheit.

Abgestreift
Akzeptanz des Neuen –
Gelassenheit! Glück!

Marie hatte im Laufe der Jahre wieder Vertrauen zu Menschen zulassen können und erfahren, dass man Hilfe bekommen kann und annehmen darf. Mit ihrer großen Angst vor Verletzungen konnte sie recht gut umgehen.

Das Erleben zwischenmenschlicher Beziehungen hatte sich durch die stabilisierende Therapie gefestigt und wurde nicht mehr als bedrohlich empfunden.

Auch die totale und absolute Ablehnung ihren männlichen Mitmenschen gegenüber schien sich aufgelöst zu haben. Die Harmonie, Weichheit, Akzeptanz, die innerlich zart spürbare Liebe, die sie lange gesucht und erst jetzt gefunden hatte, breitete sich wie ein Schwelbrand aus und ließ alles um sie herum Sichtbare, ihre Gedanken und Vorstellungen in einer anderen Perspektive, in einem positiven Licht erscheinen. Ja, es gab wieder eine Perspektive. Ihr Arzt hatte bei dieser ihrer Rettungsaktion eine entscheidende, eine tragende Hauptrolle übernommen. Marie war froh, dass es ihn gab.

Mehr und mehr gewann sie die Erkenntnis, dass all ihre unzähligen, zum Teil sie verzehrenden Erkrankungen, Ängste und Abneigungen ein Wutgeschehen auf das damals bedrohlich Erlebte war, von dessen Fesseln sie sich ein gewaltiges Stück, doch noch nicht restlos befreit hatte. Wenngleich sie ihr neues ›Ich‹, ihr neues Freisein verbunden mit dem sagenhaften Empfi den des ›anderen Gefühls‹ über einen immer längeren Zeitraum halten konnte, so verspürte sie nach einem solchen wieder eine verborgene, anziehende Kraft die sie binden wollte: Übelkeit, Unfähigkeit, Angst, Schwindel, der sich bis zur Kollapsgrenze erstreckte.

Dann das plötzliche Aufschrecken eines Nachts durch einen stechenden Schmerz in der linken Wange und im Genitalbereich. Zwei sich in wenigen Stunden abgekapselte, größenmäßig nicht unerhebliche Hautknoten, verletzte Körperstellen, die in den Reigen der schmerzlichen Erinnerungen mit aufgenommen werden wollten? Erneut überfi len sie

Verbitterung, Wut, die Frage nach dem Warum. ›Ich werde es nicht schaffen können,‹ diesen Gedanken unterstützte sie kräftig mit ihrem eigenen Zerstörungsdrang. Marie rauchte ohne Unterbrechung eine Zigarette nach der anderen. Ein schleichender Gedankenprozess ließ sie erkennen, dass all dieses, das Rauchen, die Verbitterung, die Zwänge, die sich in letzter Zeit ausgeprägt hatten, ihre Unfähigkeit, ihr Gelähmtsein, eine gegen sie selbst gerichtete Aggression war, vor deren Ausgeliefertsein sich etwas in ihr entschlossen sträubte. Überlebenswille regte sich und ließ die Wut in einem veränderten Licht erscheinen. Sie akzeptierte sie als konstruktive Kraft. Sollte es ihr gelingen sie umzusetzen, sie nutzbar zu machen? Von einem unaufhaltsamen Tatendrang getrieben begann sie mit der Restrenovierung ihrer Wohnung, Fußleistenstreichen, Heizkörpersäuberung, Anbringen restlicher Bilder. Ein wohltuendes Zufriedenheitsgefühl bestätigte die Richtigkeit ihres Tuns. Der innerlichen Ordnungsphase folgte die Säuberungs- und Aufräumaktion ihres unmittelbaren Umfeldes mit einem verblüffenden Ergebnis. Marie sah plötzlich alles glasklar, gerichtet und renoviert. Ihr Umfeld erstrahlte in neuem Glanz.

Die noch bestehende Gewaltangst, Angst vor der ohnmächtigen Opferrolle, Angst vor Kollapszuständen, unter denen sie lange gelitten hatte, beschwichtigte ein eindrucksvoller, ermutigender Traum. Gemeinsam mit ihrem früheren Boxerrüden ›Bossi‹ bewohnte sie ihre jetzige Wohnung, als eines Abends die Tür aufgebrochen wurde, ein maskierter Mann hereinkam und sie mit einer Pistole bedrohte. Mit ›Bossi‹ an ihrer Seite trat sie entschlossen und ohne jegliche Angst auf ihn zu. Nach kurzem Zögern erlahmte der Angreifer, ließ die Pistole fallen und verschwand gedemütigt. Die überzeugende Sicherheit, die sie in dem Traum empfunden hatte, bewies ihr, mit einer solchen ausreichend geschützt zu sein.

Mit der gleichen Akribie, mit der sie ihren Wohnbereich gerichtet hatte, verlangte es ihr nach einem innerlichen Aufräumen. Doch dabei stieß sie schnell auf einige Grundsatzfragen: ›Wer bin ich eigentlich? Was für ein Mensch verbirgt sich in mir?‹ In mühevoller Kleinarbeit war nun über viele Jahre hinweg ihr Innenleben Schicht für Schicht abgetragen worden, um die G rundsubstanz freizulegen. Ein fa st vermessenes Beispiel, nämlich das einer krampfhaft verschlossenen, beinahe verkümmerten, noch undefinier aren Knospe fällt ihr ein. Die v erhärteten, vernarbten, zuverlässig Schutz bietenden Blütenblätter waren sorgsam aus ihrer Funktionsposition gelöst, definie t und entweder aufgerichtet oder beseitigt worden. Nur einige wenige Blütenfetzen umschlossen das Blüteninnere noch mehr oder weniger fest, ließen jedoch wechselweise zaghaft vermutend die Identität der Pflanze bestimmen.

Innerer Frieden

Welch wunderbare Stille,
harmonische Wellen,
Gleichklang,
Bejahung,
unfassbar friedliche Ruhe
tief innen.
Selbsttäuschung gefallen,
Identität gefunden,
Glück!

In Momenten, in den en Marie sich des Rätsels Lösung sicher war, empfand sie ein un beschreibliches, solch ein bislang noch nie empfundenes Glück und besänftigende Ruhe
in sich, Liebe, das ›andere Gefühl‹. Sie lebte in ihrer Mitte, in
ihrem Kern, in ihrem unverfälschten Ursprung, der ihr Kraft
Hoffnung, Mut, unaufhaltsame Motivation für ein neues, jedoch vollends verändertes Leben verlieh. Dann auch wieder
für mehr oder weniger kurze Momente, in denen sie sich wie
eine leere Hülle, ein Monstrum fühlte, die Fragen: ›Wer bin
ich, was bzw. wie will ich, mache ich auch keinen Fehler, was
erwartet mich‹? ›Muss ich nicht doch überaus freundlich
und angepasst sein, so wie man es mich bis zum Überfluss
gelehrt hatte?‹ Unsicherheit! Die noch Widerstand bietenden Blütenblätter boten Deckung. Ihr Inneres gab die Antwort: ›Ich kann nur so leben, wie es meiner tatsächlichen
Mitte, meinem wahrhaftigen Wesen entspricht‹! Und das zumindest hatte Marie bisher als gesichert erkannt, ein ernst-
hafter, tiefempfi dender Mensch zu sein. Weiter war ihr klar
und dieses fest entschlossene Vorhaben war für sie un um-
stößlich, dass sie das Lebenssystem, in das sie hineingebo-

ren worden war, und das peinlichst genau ausgerichtet war auf perfekte Äußerlichkeiten, Schein, Macht und Verletzung absolut und total negierte und es sie mit keiner Faser ihrerselbst je zurückgewinnen könnte, auch nicht, wenn noch so viele Unternehmungen diesbezüglich unternommen würden. Dieser Entschluss stand für sie bombenfest, nachdem sie erkannt und gerade erlebt hatte, wie beherrschend, grob und wenig achtsam ihre Ursprungsfamilie war. Mit unablässiger Penetranz verletzte ihre Mutter sie mit der Trennung von ihren Kinder. Ihre Hartnäckigkeit überschritt dabei jegliche Grenzen. Nein, das wollte Marie nicht mehr. Dieser Art und Weise wollte sie sich nicht mehr ausgesetzt sehen, so gab es wenig Kontakt. Mit diesem Lebenssystem müsste sie zwar weiterhin kooperieren, aber mit einer distanzierten Haltung und vor allem mit einer fest verankerten, fundierten neugewonnenen Lebenseinstellung, Lebensgefühl, so wie sie es aus ihrer Mitte heraus empfand und wie sie es in ihrer Therapie durch ihren Arzt erfahren hatte, so und nur so, so glaubte sie zumindest, schien ihr dieses möglich zu sein. Etwas Großartiges, kaum Beschreibbares hatte sie kennengelernt und erlebt, ausgezeichnet durch klare Echtheit, Wärme, Behutsamkeit, Achtsamkeit, Mitgefühl, ja, auch konstruktive Auseinandersetzungen ohne Beurteilung und Verurteilung. Sie wünschte sich, und daran würde sie mit aller Kraft rbeiten, so nahm sie es sich vor, eines Tages das Vermögen gewonnen zu haben, ihren Mitmenschen so viel zu geben, zu vermitteln, wie sie es selbst erfahren hatte. Das war ihr angestrebtes Ziel. Eine Perspektive! Das zu erreichen und zu fundieren würde aktives Tun, nicht festhalten sondern loslassen, Arbeit an sich selbst bedeuten, damit sich die Überreste der noch schützenden, verdeckenden Blütenblätter vollständig öffnen und eine sichere, stabile Position einnehmen könnten.

Ganz deutlich verspürte Marie von Zeit zu Zeit andeutungsweise die Wichtigkeit dieser noch in Teilbereichen bedeckenden, nicht gelösten Blätterhaut. Wenn etwas in ihrer Wahrnehmung nicht stimmte, wurde dieser Zustand jeweils von heftigen Bauchschmerzen begleitet, veranlasste Trauer und äußerste Unruhe. Da diese Phasen sich momentan nur über kurze Augenblicke erstreckten, war es ihr nicht möglich, den sich hinter ihnen verborgenen Konflkt zu erkennen. Erahnen konnte sie in zwar. Sie gab sich Zeit.

Entblätterung

Eng ist der Raum,
Ausweitung nicht möglich.
Beklemmende Enge,
Hitzestau, Luftmangel,
kein Ventil.
Wann endlich löst sie sich,
die mich einengende,
mich bedeckende Schicht,
das letzte Blatt?
Befreiung wann?
Befreiung ein steter, nie endender Prozess.

Nach sechswöchiger Ferienzeit begann die Schule für Marie mit einer großen Enttäuschung, der Ärger und Auseinandersetzungen folgten. Ihre vor den Ferien getroffene Absprache über den Stundenplan und die Fächerkombination waren völlig unberücksichtigt geblieben. Marie fühlte sich übergangen und war erbost darüber. Sie erkannte das von ihr negierte Lebenssystem als ihr Gegenüber. Es gelang ihr, ihre Enttäuschung einzuordnen, umzuwandeln zu einem wohltuenden, veränderten Bewusstsein, das ihr eine von großem Abstand geprägte Sichtweise verlieh. Doch da sie zunehmend verspürte, diesem Machtsystem nicht mehr anzugehören, begann etwas in ihr zu glühen.

Allmählich fi g Marie an, sich wieder für die in ihren Augen bisher so entfernte Umwelt zu interessieren. Die erste größere Einladung bei Sabrina und Volker, eine Geburtstagsfete. Entgegen den bislang miterlebten Festen zeichnete sich diese durch ihr Maß aus. Maß an Alkohol, Produziergehabe,

Show, ein Maß, das einen Genuss zuließ und den teilte sie mit den netten Gästen. Es war einfach nur schön, sie fühlte sich wohl. Eine erste positive Erfahrung in ihrer neuen Außenwelt.

Schnell befand sie sich jedoch wieder in ihrer augenblicklich negativ stimmenden Umwelt, der Schule. Das letzte Ärgernis ließ sie entgegen ihrem Willen nicht ruhen. Die erfahrene Missachtung, dass taktisch bewusste Übergangenwordensein und die damit geoutete Falschheit zweier Kolleginnen erinnerten sie an das von ihr oft erlebte System. Ihr seelisches und körperliches Empfinden sank täglich weiterhin ab, zumal sie zudem wieder einmal Parallelempfindungen in abgeschwächter Form zu der erlebten Gewalt wahrnahm. Unwohlsein, Übelkeit, Magenschmerzen, Kopfschmerzen, Schlaflosigkeit raubten ihr ihre Ruhe und steigerten sich zu erheblichen Beschwerden im Unterbauch. Wieder fühlte sie sich belastet durch vergangen Erlebtes im Zusammenhang mit diesen Schmerzen. Die Erinnerung an die damalige Zeit, das damals Erlebte nahm ihren Lauf und schaffte sich Platz.

Das drückende, schmerzende Steingefühl im Unterbauch nahm kontinuierlich zu, wie bekannt ihr dieses Empfinden war. Wollte sie ihr Unterbewusstsein durch die Wiederholung körperliche Empfindungen warnen oder erinnern an eine vergangene Zeit, die tragische Trennung von ihrem ungeborenen Kind? Ein Erleben, das an Grausamkeit kaum zu überbieten war, das Marie in der damaligen Situation in die absolute Tiefe riss und welches in ihr einen zu der Zeit unübersehbaren Wendebeginn bewirkte. Die ungeplante Schwangerschaft konnte sie recht bald akzeptieren. Als Marie jedoch nach ihrer anfänglich zögerlichen Akzeptanz der

Situation das kleine Ungeborene lieben lernte, unbeschreibliche Glücksmomente in ihrem Inneren vernahm und sie sich auf den kleinen Menschen unsagbar freute, stellten sich erste große Schwangerschaft schwierigkeiten ein, die zum Absterben des kleinen Lebewesens nach nur wenigen Wochen im Mutterleib führte. Welch ein Schock! Hätte man dieses nicht mit hilfreichen, wirksamen Maßnahmen verhindern können? Marie wurde von Vorwürfen und Schuldgefühlen geplagt. Sie war wieder allein und niemand um sie herum verstand ihren Schmerz. Höllenqualen erlitt sie, denn ein innerliches Sterben begann nun auch in ihr. Sie plante einen Selbstmord, führte ihn aber nicht exakt genug durch, sie überlebte! Aber wie! Innerlich gab sie auf, wurde zusehends depressiver. Dieses ihr seelisches Empfi den stieß auf arges Unverständnis, denn ›Das muss eine Frau doch verkraften können‹! Ein Kreis ohne Ende entwickelte sich. Marie hielt die Situation nicht mehr aus, ihre Luft zum Durchatmen verdünnte sich, sie entschied sich damals dazu, auszuziehen. Als ihre Wohnungssuche nicht mehr zu verheimlichen war, sprach sie mit ihrem Partner und der Familie darüber und versuchte, ihre unerträgliche Verzweiflung deutlich zu machen. Doch wie befürchtet, erntete sie statt Verständnis Aggression, Zorn und Wut, die sich in heftigen Reaktionen entluden. Exakt geplante und durchgeführte Aktionen von Machtszenen rissen nicht ab, endeten nicht, untermauerten ihre Hilflosi keit zunehmend, zwangen sie zur Aufgabe ihres ›Ichs‹ und pressten sie in die Rolle einer Puppe.

Marie schwieg, schwieg, schwieg und lächelte brav, lebte nur noch scheinbar und ganz leise! Ein Ausweg aus der unglaublich schmerzhaften Situation, wenn auch ein schlechter. Scheinbare Ruhe! Heimlich erlitt sie grausame Qualen, sie trank Alkohol, sie nahm Tabletten, um ihre verletzte

Seele, ihre zerstörte Gefühlswelt in einen anästhesieähnlichen Zustand zu versetzen. Sie war unten, ganz unten. Jegliche Hilfe, um die sie bat, wurde ihr verweigert. Man glaubte ihr nicht.

Allmählich verhärteten sich Maries Gefühle zu Gesteinsbrocken. Verhärtungen ähnlicher Art bildeten sich auch in ihrem Körper. Sie wurde krank. Ein ohne Mühe tastbar Brustknoten stellte sich nach einer entnommenen Gewebeprobe als ›nicht gut‹ heraus. Das bedeutete für sie eine zweite Operation, in der das Gewebe weit im gesunden Bereich herausgeschnitten wurde. Dieser erste Defekt versetzte sie in Schrecken. Doch damit nicht genug, er war nur der Beginn einer scheinbar endlosen Krankheitsphase. Noch ein Knoten und noch ein Knoten, Blinddarmentzündung, Kollapszustände.

Dann diese Unterleibsoperation, die eine Komplikationsserie nach sich zog, Marie an die Grenzen ihres Lebens brachte und sie das glückliche Empfinden anderer Sphären fühlen ließ. Sogleich nach der Operation bekam sie hohes Fieber, was auf eine Entzündung hinwies. Ein Penicillinpräparat, welches den Prozess bekämpfen sollte, vertrug ihr Körper nicht. Alles ging sehr schnell, ihr Kreislauf sagte ab, sie geriet in eine Ohnmacht, in einen lebensbedrohlichen Schock. Glücklicherweise handelte ihr Mann, der gerade anwesend war sehr schnell, indem er ihr ein Gegenmittel spritzte, das dann spontane Wirkung zeigte, Marie klarte, wachte wieder auf. Er hatte sie gerettet. Als Privilegierte und als in der Nachbarschaft der Klinik Wohnende verließ sie diese vorschnell, da sie sich auch zu Hause in den besten Händen befand und nun wurde sie dort weiter behandelt. Doch täglich ging es ihr schlechter, Fieber und Schüttelfrostanfälle wechselten einander ab. Die Fieberkurve stieg unaufhaltsam an, eine Infektion durch einen Keim! Das Mittel, was gegen ihn wirksam war, vertrug sich jedoch nicht, wie sich ja gerade erst herausgestellt hatte. Ratlosigkeit, wieder wusste Peer, ihr Bruder, Hilfe. Er hatte von einem neuen Medikament gehört, das sich in einigen Fällen bewährt hatte. Da es so neu war, konnte es erst nach mehreren Suchtelefonaten in einer benachbarten Klinik ausfi dig gemacht werden. Es war jedoch noch nicht genügend erprobt, so war die Wirkungsweise in ihrem Fall äußerst zweifelhaft. Noch ging es ihr zunehmend schlechter. Ihr Bauch war dick und hart und schmerzte so, dass die Bettdecke eine enorme Belastung bedeutete. Ohne Zweifel lautete das damalige Krankheitsbild Peritonitis, Bauchfellentzündung, drohende Darmlähmung, drohende Sepsis, Blutvergiftung. Marie bekam das Medikament. In drei Tagen würde sich herausstellen, ob eine Wirkung einsetzte oder nicht. Banges Warten, was mehr ihre Familie betraf als sie selbst, denn sie war nur hin und wieder ansprechbar, immer wieder sank sie in andere Sphären. Sie wachte jeweils nur kurz auf und empfand es als sehr schmerzhaft, seelisch schmerzhaft, wenn ihr Mann traurig an ihrem Bett saß und die Kinder, die jeweils nur für einen kurzen Moment anwesend waren, weinend befahlen: ›Mama du sollst gesund werden‹!

In der kritischsten Phase dieser drei Tage befand Marie sich in einem Überglückszustand, ein Zustand, der kaum zu beschreiben ist. Übergroßes Glück, Harmonie, Stille, Sanftheit, Wärme, Gelassenheit, Helligkeit, einfach nur Schönheit, Wohlempfi den und Glück in h öchster Dimension. Ein nach geraumer Zeit erstes Aufklaren war für sie so ernüchternd, dass ihr sofort bewusst war, hier in dieser Welt wollte sie nicht mehr sein, sie sank zurück, himmlisches Glück, unvergleichbar mit jedwedem Glück dieser Erde.

Noch ein weiteres Mal erlebte sie diesen Zustand, doch er war durchzogen mit Gedanken an ihre beiden Töchter Isabell und Carina. Für sie und nur für sie wollte sie noch einmal weiterleben. In der Vorstellung an das Erlebte musste sie ihre Gedanken zähmen, um nicht wieder in diesen Zustand zurückzufallen, denn nun hatte sie sich ja entschieden für die Kinder, hatte sich entschieden, sich dem Leben zu stellen, da obendrein noch einiges zu erledigen war, wie sie fühlte. Doch Fasern ihrerselbst schauderten in ihr beim Erinnern an diesen Zustand, an den Zustand der Nahtoderfahrung, den sie in diesem Moment erlebt hatte.

Vier Tage hatte Marie das Medikament bekommen, als eine leichte Besserung eintrat. Das Fieber sank ein wenig, sie war zunehmend ansprechbarer und der Darm nahm ebenfalls seine Tätigkeit zögerlich auf. Erleichterung breitete sich aus. Doch das Fieber sank auch in den nächsten Tag nicht völlig herab, Unterbauchbeschwerden verringerten sich kaum. Der Grund dafür stellte sich bei einer Untersuchung heraus. Im Operationsgebiet hatte sich ein Abzess gebildet, der nun in den sich anschließenden Wochen zunächst täglich, dann in größeren Abständen entleert und gereinigt werden musste. Von diesem Geschehen erholte sie sich nicht völlig, ein Dauerschmerz und leichtes Fieber blieben bestehen. Faktoren, die für eine fortwährende Schwäche sorgten. Erst nachdem sie Monate später, als sich die Schmerzen zur Unerträglichkeit gesteigert hatten und sie wegen des Verdachtes eines geplatzten Blinddarm notoperiert wurde, statt des ent-

zündeten Blinddarms, ein abgekapseltes Hämatom, ein Blut-
beutel entfernt wurde, ging es ihr langsam, zögerlich besser.

Diese damalige Etappe ihres Lebens hatte psychische Spuren
hinterlassen und hatte sie verändert.
   Die Erinnerung an diese Zeit blieb stets existent und
schaffte sich von Zeit zu Zeit mal größeren oder mal be-
grenzter Raum.

Neben körperlichen Unsicherheiten erlebte Marie das Leben
nun um sich herum mit Abstand, mit einer noch ausgepräg-
teren Sensibilität und auch gleichzeitig mit Trauer, diesen
letztlich empfundenen, schwer beschreibbaren Zustand des
Glückerlebens, der Nahtoderfahrung, in der Realität nicht
fi den zu können. Mit Unverständnis reagierte ihre Familie auf ihre Empfi dungen und ihr verändertes Verhalten.
   Offenbar ebenso unverständlich erschienen momentan
Maries aggressive Reserviertheit im S chulleben. Mit nur
wenigen, aber bestimmten Äußerungen regelte sie das Not-
wendigste und war mit Akribie darauf bedacht, ihr kleines
Stück des gewonnenen Ichs nicht wieder zu verlieren. Sie
hütete den Schatz mit liebevoller Fürsorge auch noch während eines beginnenden Konfl ktzustandes. Charakteris-
tisch für diesen Umwandlungsprozess schien es zu sein, dass
durch das nochmalige Durchleben verschiedener früherer
Zeitepochen in abgeschwächter Form, eine andere, veränderte Sichtweise, neue Empfi dungen geprägt und neue Er-
fahrungen gewonnen werden konnten. Die s chmerzhafte
Empfi dungswiederholung ihres damals äußerst kritischen,
wenngleich phasenweise glücklichen Zustandes schien nun
zu beginnen. Langsam, mit einem einstimmigen Traum
rutschte Marie wie auf den Spuren einer Spirale abwärts zu

dem Problempunkt ›Will ich leben?!‹ Es ging ihr schlecht, ihr Kreislauf sackte ab. Immer wieder färbte sich die Umwelt vor ihren Augen schwarz, sie sah Blitze in allen Größen. Die immer häufi er auftretende Migräne versetzte sie in ein en Zustand des Trudelns. Unmerklich schlich ein Gedanke in ihr Bewusstsein und löste fast rhythmische Impulse aus: ›Ich will nicht mehr.!‹ Wie betäubt stand sie neben sich, griff zur Schreibmappe und Stift und ließ ihre Hand Verse schreiben.

Entscheidung gegen das Leben

Es war lang, schwer und traurig.
Genug –
eine Aufgabe erfüllt?
Kraftlosigkeit,
Sinnlosigkeit,
Mutlosigkeit,
Perspektive zerronnen,
Leere, Starre.
Eine Mauer versperrt den Weg,
Energie sie zu durchbrechen
versiegt.
Genug an Leid,
genug an Freude.
Resumé gezogen,
Finale erreicht.
Kraftlos neigen sich Haupt und Geist.
Kräfte verzehrt.
Will ich noch?? Nein!

Dann eine liebe Stimme:
Du kannst es … für mich … bitte …
Entscheidung revidiert?!

Sterben – dem Tod nahe

Besänftigende Stille?
Trügerische Stille?
Geschüttelt durch innerliche Trauer.
Aufb umen, Schluchzen .. –

Dann – Friede, Lächeln, Glück.
Tränen Angehöriger unfassbar.
– Bestattung – ein Fest -!
Loslassen!
Es ist geschafft!   unnel – Licht!

Betörende Helligkeit!
Anziehende Helligkeit!
Doch Rückkehr – die Kinder!

Krankheit

Krieg im Körper,
Kampf der Zellen,
Druck des Blutes
Herztätigkeit beschleunigt,
Lungenbläschen in Höchstform,
Kriegsort – Körper.
Vermittler greifen ein –
gewinnen. Sieg!

Für den Moment des Schreibens fühlte sich Marie wohl, war sie selbst. Sie fühlte so viel Wohlsein in sich, dass ihr bewusst wurde, dass die Diskrepanz ihrer zwei Welten (Innen- und Außenwelt) noch erheblich war, scheinbar unvereinbar groß. Noch immer fehlte ihr der Mut, das Freisein, dass sie in ihrer Privatsphäre lebte, auch nach außen auszuweiten. Angst vor Verletzungen hinderten sie, hielt sie wie gelähmt zurück. Wieder schrieb sie.

Ende eines Weges

Dem Leben den Rücken gekehrt,
zurückblickend in stiller Wut.
Verletztheit, Bitterkeit.
Wollte ich weiterleben,
müsste ich zurück.
Doch im Zurück ist Leben
nicht möglich.
Eine lebende Tote!
Eine tote Lebende!
Leere, Inhaltslosigkeit,
Ende?
Tod oder Mut zum Leben?
Trancezustand – ein Schutz.

Der Kalender auf ihrem Schreibtisch zeigte den 13. September. Exakt ein Monat fehlte an dem Wiederholungserleben zehn Jahre später. Wie ein umhüllter Stein ohne jegliches Gefühl, mechanisch handelnd, lethargisch umherirrend, sich ihrerselbst entfremdet, stumm, gleichgültig, körpersprachlich Sinnlosigkeit ausstrahlend, wandelte Marie umher. Da ihr offensichtlich Worte fehlten, schrieb sie wieder. Auf die Frage, wie es ihr gehe, stammelte sie widersinnig: ›Gut geht es, aber ich weiß nicht, ob ich noch will‹! Ein Freund, ihr Gesprächspartner entgegnete liebevoll fest und fast ein wenig zornig: ›Gut, das ist ja absolut geschmeichelt und im Übrigen, man kann nicht so einfach gehen‹! – Nur zögerlich erreichte sie dieser Befehl in diesem Moment, doch er war äußerst wirksam, wie ihr in den folgenden Stunden und Tagen bewusst wurde.

Marie wollte wieder, schrittchenweise ging es ihr besser. Sie erkannte, dass sie soeben ihren damals schwerkranken Zustand durchlebt hatte. Erschrocken wurde ihr aber auch bewusst, dass es bereits ›fünf vor zwölf‹ gewesen war und in welch großer Gefahr sie sich zu dem damaligen Zeitpunkt befunden hatte. Nochmalig hatte sie dieses Ereignis ein Stück geformt, ihr einen Grad an Reife verliehen. Eine Zeit lang blieb sie stumm und nachdenklich, begleitet von dem aufkommenden warnenden Gedanken, wenn sie nun nicht alles ändere, würde ihre Psyche sich endgültig für den Tod entscheiden. In welch unmittelbarer Nähe sie sich von ihm befunden hatte, verspürte sie noch lange. Hin und wieder brachten sie kurze Erinnerungsimpulse zum Schluchzen. Eine Änderung all ihrer Ansprüche an sich selbst, all ihre Gewohnheiten, all ihre Perfektionismusgedanken waren zwingend notwendig und vorprogrammiert. Hin und wieder auftretende regulative Absencen brachten sie jeweils in die gewählte Wirklichkeit zurück. Sie nahm sich vor zu ändern, was zu ändern möglich war und zu akzeptieren, was nicht zu ändern sein konnte und sollte. Insgesamt fühlte sie sich auf der Nulllinie balancierend, mit der allmählich stabiler werdenden Entscheidung für das Leben, für ihr neues, für ihr verändertes Leben.

Unbekannt … … … … … … … … … … … … … …

Die Null – Linie erreicht.
Stille, Öde, Leere –
nichts rührt sich innerlich.
Verwirrung,
Verunsicherung,
Empfi dungen eines
verlassenen Kindes.
Wer bin ich?
Ein unbekanntes Wesen,
eine leere Hülle.
Will ich leben,
kann ich leben? Wie?
Werde ich ihn fi den,
den Lebensweg?
Vagen Schrittes beginnt
die Suche.
Lebens – Entscheidung.

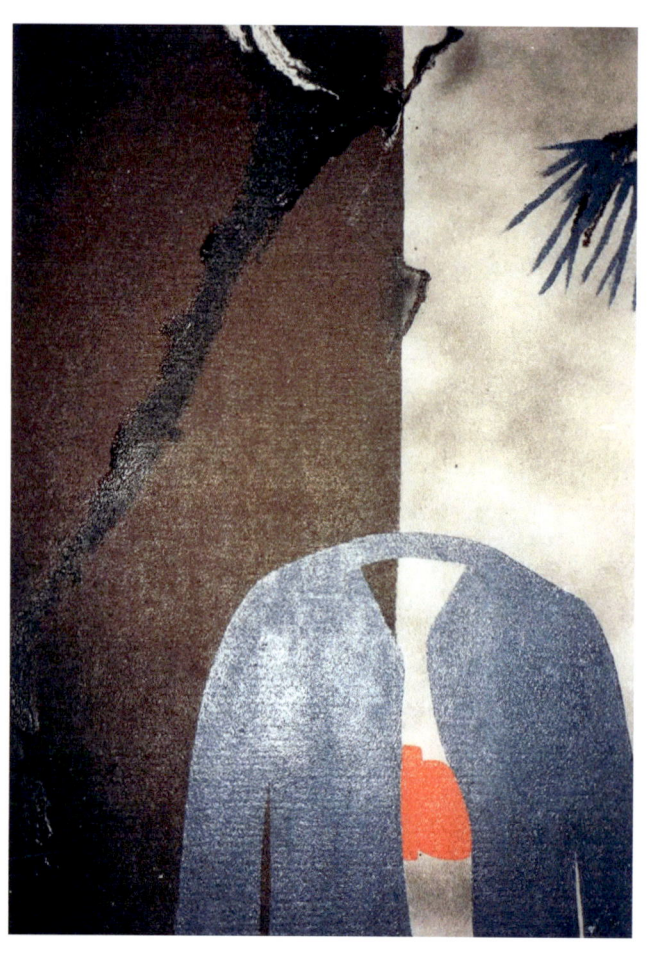

94

Mutlosigkeit

Aussichtslosigkeit umhüllt mich.
Eine gestern noch sichtbare
Perspektive ist gewichen.
Ich stehe vor dem Abgrund.
Er zieht mich an –
er stößt mich ab.
Kampf zweier Kräfte in mir.
Die Partie drängt zur
Entscheidung.

Bewährungsproben gestalteten den Prozess schmerzhaft
Leere, Angst und Traurigkeit wechselten einander ab, vermittelten jedoch auch den Eindruck, dass innerliche Härte
zurücktrat vor einer spürbar sich ausbreitenden Weichheit
und Sanftheit.

Es war Spätsommer, der Herbst kündigte sich bereits an –
Abschied von wärmenden, wohltuenden Sonnenstrahlen.
Ein ähnliches Abschiednehmen spürte Marie in ihrem Inneren – ein erster Abschied von ihrem Arzt, ihrem Retter.
Er nahm sich ein Stück weit zurück, ließ los, war nicht mehr
ständiger Helfer. Marie empfand diesen Prozess zunächst als
Zurückweisung und Kränkung, bis ihr bewusst wurde, dass
sie nur vor diesem Hintergrund die Möglichkeit besaß, erste
Schritte in ihr neues Leben zu gehen. – Sie verstand, respek-
tierte und nahm sich zwar vor, es von nun an weitgehend alleine zu schaffen – was ein eher übertriebener Anspruch war,
wie ihr selbst einleuchtete. Die Angst davor, ihren Arzt, ihren Doktor nicht mehr regelmäßig besuchen zu können, um
sich Bestätigung ihres Tuns und weitere Ermutigung erfah-

ren zu können, den Halt gebenden Ort in nur noch großen Abständen aufsuchen zu dürfen, war immens groß. Hemmung, Kränkung und eine fast maßlose Antriebslosigkeit lebte sie und zielte zunächst auf ein Arrangement mit dem Konfl kt.

Einsamkeit machte sich breit, eine seit vielen Jahren bekannte Empfi dung, ein altes, bekanntes Muster spielte sich ab – eine Wiederholung, eine Spiegelung. In verschiedenste Süchte verfi l sie. Verzweifelt suchte sie nach der Zigarettenpackung, die sie für einige Wochen erfolgreich missachtet hatte. Wieder begann Marie das bekannte Kettenrauchen. Die verzweifelte Suche nach etwas, was sie nicht bezeichnen und nicht benennen konnte setzte ein, infolge des drohenden Verlustes. Die Enttäuschung und Wut, die sich in der Angstgestalt äußerten, sollten durch die bewährten Mittel wie Zigaretten, Süßigkeiten und Alkohol betäubt werden.

Sucht

Gestörte Ruhe – Ratlosigkeit –
Wohin? Was tun?
Nacktheit unerträglich –
Liebe nicht vorhanden –
Suche beginnt –
Masken schmücken.

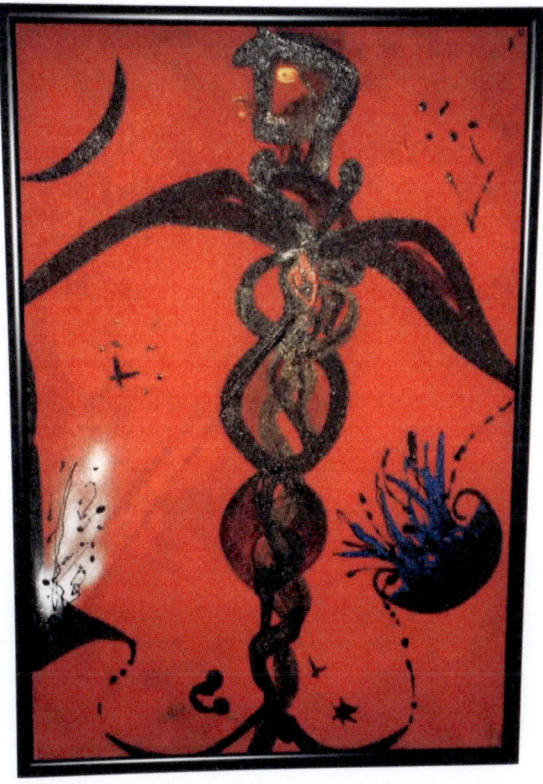

Welch ein Irrtum. Eine völlig falsche, wie Marie wenig später wusste, aber in der Vergangenheit eine häufig funktionierende Art von Konfl ktbewältigung. Da ihr jetzt nach Bearbeitung ihrer Schwierigkeiten klar war, dass dieser Weg bisher ein völlig falscher gewesen war, besann sie sich schnell und beleuchtete und deutete den Konfl kt. Doch es gelang ihr noch nicht gänzlich. Wut und Angst beherrschten sie immer wieder. Wieder beschloss sie, ihren Arzt ab jetzt nur noch gelegentlich aufzusuchen, es ab jetzt alleine zu schaffen. Dann wieder verlor sie jeglichen Mut und wurde von selbstzerstörerischen Gedanken eingenommen. Sie irrte orientierungslos umher, lebte lustlos vor sich hin, wurde geleitet von inneren Zwängen und hatte immer wieder den Slogan ›I'm the looser‹ auf den Lippen. Dann wieder ein Aufb umen hinter dem Vorhaben: ›Ich brauche niemanden mehr, ich schaffe alles alleine.‹

Es gelang ihr nicht, sich vor dem Ausleben der Wut durch die Enttäuschung und die empfundene Zurückweisung zu schützen. Ihr nächster Arzttermin nach vierwöchiger Pause, diesen Zeitabschnitt hatte man vorübergehend noch festgelegt, stand bevor. Marie konnte ihre verletzten Gefühle und ihren Zorn äußern. Klar und unmissverständlich wurde ihr daraufhin von ihrem Arzt verdeutlicht, dass es eine andere, weniger zerstörende Form der Trennung gebe – die innere, friedliche, konstruktive Form einer Trennung. Diese Entgegnung gab ihr zu denken, nachzudenken über sich selbst. Zögerlich, vom Schmerz begleitet, erkannte sie ihre meisterhaften Zerstörungskünste immer und immer wieder. Diese vordergründige Unterbrechungsstrategie wurzelte in einer übergroßen Angst vor weiteren Verletzungen, Kränkungen und Verlustängsten. Verstummt durch das unverblümte Erkennen ihrer inneren Schwäche begann gleichzeitig die s chonungslose Auseinandersetzung damit. Eine Lebenseinstellung, Lebensformen, eine mitmenschliche Beziehung ohne angstbesetzten Hintergrund, ohne Suchtaspekte, allein auf einer wenig engen, einschnürenden, jedoch vertrauensvollen, ehrlichen Basis war ihr Ziel. Ein Ziel, dessen hinführende Wegstrecke äußerst steinig, schattig, kurvenreich, mit schleudergefährlichen Etappen versehen sein würde. Auf dem Weg zu ihrem ›höheren Selbst‹, wie sie den Zustand des klaren, zufriedenen, glückhaften Überblicks nannte, wurde ihr deutlich, dass Schattengebilde, ein Konglomerat aus Angst und Aggression ihr bisher den Weg versperrt hatten, versperrt zu ihrer Umwelt und zu sich selbst. Vieles änderte sich von jetzt an, vieles kehrte sich um.

**Veränderung – Verrückung
Umwandlung**

Die Sicht war trüb, schattig –
wird hell, klart auf.
Was ist geschehen?
Was gestern noch Wunsch war,
ist heute mit Abneigung besetzt.
Was gestern noch unverständlich war,
ist heute transparent und klar.
Werte sind ver – rückt.

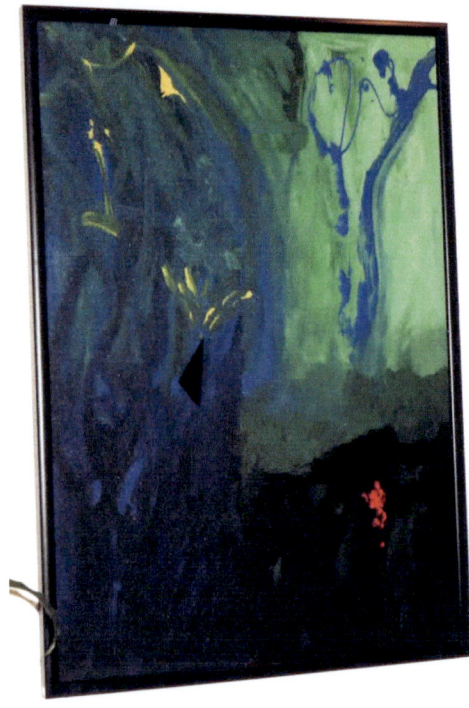

Der Perfektionismus, der Marie mit Akribie anerzogen worden war, er funktionierte nicht mehr, sie begann ihn zu hassen. ›Nur wenn man die Fähigkeit besitzt, Fehler zu akzeptieren, das Leben wie ein Fluss fließen zu lassen, kann man frei, locker, unverkrampft leben‹, so wurde es ihr deutlich. Und weiter erkannte sie einen nächsten Irrglauben. Um Zurückweisungen zu vermeiden, hatte sie bisher versucht, perfekt zu funktionieren. Ein Mechanismus der zum Scheitern verurteilt war, da er jeglicher Echtheit entbehrte. Ebenfalls schraubte Marie auf der Grundlage ihres Erkennens ihre oft übertriebene Erwartungshaltung, denn es fehlte ihr ja viel, zurück. Sie hatte den ausgeprägten Wunsch und sie spürte auch noch eine unbeschreibliche Möglichkeit, etwas in sich zu fi den, sollte das Blüteninnere letztendlich freigelegt sein.

Befreiung

Das einschnürende Band ist gelöst,
das Verdrängte klar.
Fesseln fallen zu Boden.
Bisher Verschlossenes öffnet sich. –
Welch wohlriechende Luft
strahlende Weite,
umfassendes Glück.
Befreiung! – Chance!

Das Jahr endete. Nach mehr als einer dreivierteljährigen Lösungspause traf Marie sich mit Isabell. Isabell war nicht mehr hilfsbedürftiges Kind sondern es schien, als habe sie die zu straffen Mutter- Beziehungsbänder gelockert oder vielleicht durch neue stabilere Mutter – Tochter – Beziehungsschnüre ersetzt. Ihre Mutter genoss es und wieder schrieb es aus ihr:

Mutter – Tochter – Beziehung

Nach langer Zeit trafen wir uns wieder.
Abhängiger Mutter – Tochter
   – Streit hatte uns getrennt.
Abstand war gewonnen.
Meine Augen sahen dich aus einer veränderten
   Perspektive.
Du warst eine beeindruckende Erwachsene,
nicht mehr Kind.
Du hattest dich für deinen Weg entschieden,
den Weg, den ich bereits vor geraumer Zeit ging.
Das Klangbild unserer Sprache ähnelte sich,
das Verstandes- und Gefühlsbild auch?
Wir begannen den Weg.
Er war unser Ziel –
das Ziel einer stabilen Beziehung,
die wir beide uns wünschten.

Den Jahreswechsel verbrachte Marie allein. Sie litt, denn durch die Wiederbegegnung mit Isabell schmerzte die Verletzung und Trennung von ihrer zweiten Tochter Carina. Doch sie wollte ihr Zeit geben; jedoch flammte der Schmerz immer wieder auf. Sie träumte von ihr, dass sie ihr begegnete, sie sie jedoch nicht mehr erkannt. Es tat weh, sehr weh. Erschrocken wachte sie auf und stellte entsetzt fest, dass sie sich in der Realität befand. – Ihr Gefühlsleben blieb äußerst stark ausgeprägt. Höchst sensibel nahm sie Geschehnisse in sich und um sich herum wahr.

Die Schule begann nach einem schnee- und eisglatten ersten Schultag nach den Weihnachtsferien mit Verspätung erst dienstags. Auf eisbedeckter Fahrbahn rutschte Marie zur Schule. Als sie im Schneckentempo den Stadtberg weniger fuhr, als hinunterglitt, stürzte an der gefährlichsten Stelle vor ihr eine Fahrradfahrerin zu Boden. Nur mit Mühe brachte sie ihr Auto zum Stehen. Schrecksekunden, Adrenalinstöße überstand sie erst nach Erreichen des Schulparkplatzes. In der ersten Schulstunde hatte sie zunächst ein wenig Zeit, die Klasse vier schrieb einen Aufsatz. Dann geschah etwas, was ihr bisher noch niemals widerfahren war. Rafael, ein kleiner, sehr aktiver Schüler ihrer Klasse stand auf, kam auf seine Lehrerin zu, um mit ihr eine Textstelle zu klären. Blitzartig wurde es Marie im gleichen Moment heiß, übel, in wenigen Sekunden war ihre Kleidung durchnässt, sie wurde hektisch und hatte den Eindruck zu kollabieren. In der immer stärker werdenden Unruhe erlebte sie ein dunkles ›gefühltes Bild‹ von einem Unfall – Raphael lag blutend am Boden. So rasch, wie das Bild gekommen war, so rasch war es auch wieder fort. Schleppend erholte sie sich von diesem Erleben, sie kam jedoch nur zu einer vordergründigen Ruhe. Das gefühlte Bild konnte sie auch in den nächsten Tagen und Nächten nicht vergessen, ständig beschäftigte es sie, da sie das gesehen Gefühlte nicht einordnen konnte und es auch als Warnung nicht verstehen konnte. Von nun an zweifelte sie sich noch mehr als bisher schon an. War sie nun vollends verdreht? In welche Tiefen und Sphären würde sie noch eintauchen? Skepsis, Chaos innerlich!! Im Übrigen steigerte sich ihre Besorgtheit Rafael gegenüber zunehmend. Ihre Sorge um ihn ging über in eine fast ständige Kontrolle. In der Klasse während des Unterrichts, auf dem Schulhof während der Pausen, ständig warf sie einen Blick auf ihn oder suchte, kontrollierte ihn. Drei Wochen zog sich dieses Empfinden und Handeln hin. An einem Montagmorgen erreichte Marie wie so häufig die Schule exakt beim Schellzeichen. Am Schultor standen alle Kinder ihrer Klasse aufgeregt sie erwartend. Kaum hatte sie geparkt, öffneten einige von ihnen hastig die Autotür und riefen durcheinander: »Rafael ist verunglückt, er liegt im Krankenhaus, es geht ihm aber schon wieder besser!« Erleichterung, zufriedene Erleichterung breitete sich in ihr aus. »Gott sei Dank!« rief sie, bei den Kindern völliges Unverständnis hervorrufend. Doch von diesem Moment an beruhigte sich Marie. Das innerlich Erlebte, das ›gefühlte Bild‹ hatte sich aufgelöst. Die Schülerinnen und Schüler erzählten ihr nun den Unglücksvorgang; dass Rafael vom Heuboden direkt auf einen Zaunpfahl gefallen sei und sich dabei den Oberschenkel aufgerissen, zerfetzt habe, wie sehr er geblutet habe und mit wie vielen Stichen die Wunde genäht wurde. In den darauf folgenden Tagen fühlte sich Marie entlastet, weil ihre Vorausahnung ein gutes Ende genommen hatte.

Aber ihre Erleichterung ging über in einen Befreiungswunsch. Sie fühlte, sich eines Panzers entledigen zu wollen. Dieser Panzer hatte ihr eine Starrheit, eine Unflexibilität ihrer Umwelt gegenüber verliehen. Er ließ sie in einem Bild von Perfektionismus und Unnahbarkeit erscheinen. Verhaltensweisen, die sie seit geraumer Zeit absolut ablehnte, derer sie sich gerade entledigt hatte. Ihr Weltbild jedenfalls war merklich verändert, oder geriet sie gerade einmal wieder in einen Konflikt? Die gerade erwähnte Unnahbarkeit ..? Wollte sie sie wirklich ablegen? Eigentlich hatte der fühlbar, sie umgebene Panzer auch geschützt. Geschützt vor Angriffen jeglicher Art, in ihm spürte sie Sicherheit. Sicherheit ihrer Umwelt, ihren Mitmenschen gegenüber, Sicherheit aber auch einer etwaigen Liebesbeziehung gegenüber.

Vor nicht langer Zeit hatte sie Hardy, einen Kunstexperten, wiedergetroffen. In ausgedehnten Telefonaten frischten sie alte Erinnerungen von vergangenen Zeiten auf. Pünktlich beschlich sie zu diesem Zeitpunkt das Gefühlschaos: Befreiungswunsch und Befreiungsangst. Einerseits glücklich, andererseits der Befehl, nie wieder ein beziehungähnliches Verhältnis leben zu wollen – Angst vor der Entscheidung.

Wiederbegegnung mit einem Freund

Du bist gekommen in mein Leben …
langsam, schleichend, unauff llig,
getarnt mit geschäftlichen Problemen,
die Funken entfachten –
rosa, lachsig –
die erste beziehungähnliche Begegnung
nach langen Jahren.
Freudig hoffend auf eine
Vertiefung des Begonnenen –
das Ende in Sicht!

Hardy erlebte scheinbar ebensolche Konfl kte, denn s eine
Unentschlossenheit, sein Zögern war nicht zu ü bersehen.
Jeweils nach einem Treffen folgten seinerseits lange Überle-
gungsphasen, Phasen der Unsicherheit, des Zweifels. Diese
wurden abgelöst von häufi en, sehr ausgedehnten Telefonaten, in denen wohltuende Nähe entstand. Allmählich steigerten sich Maries Emotionen in Richtung Zuneigung mit
positiver Wachstumsrate – j a bisweilen sogar in B ereiche
des Unfassbaren. Als Hardy wegen einer Knieverletzung
operiert wurde, wachte Marie am gleichen Morgen mit massiven, für sie un erklärlichen, unbegründeten Kniegelenk-
schmerzen auf. Warum? Sie fand keine Erklärung, aber sie
fand ein starkes Gefühl wieder, ein ›anderes Gefühl‹! Grippe
und durch Fieber geschwächt, nicht in der Lage, den Kran-
ken zu besuchen, schrieb Marie weiter.

Mit – Gefühl, Mit – Leid

Ungeduldiges Warten auf eine Nachricht von dir.
Deine Operation in wenigen Stunden –
unausgesprochene Worte brennen auf meiner
    Zunge –
ich bin da …
Muss sie hüten, darf sie nicht aussprechen.
Äußerliche Stille – innere Unruhe.
Huste stumme Worte aus,
fi de nur mühsam Schlaf.
Stechende Schmerzen im rechten Knie.
Sympathie – Leid!
Parallelschmerz!
Doch nicht genug an Gleichgefühl.
Kreislaufkollaps –
Gefühlsstabilität erst nach beendetem Eingriff.
Ende der Mit – Leidenschaft

Liebesfieber

Hohe Temperatur im Raum,
bedrückende Schwüle.
Bewusstes Ringen nach Luft
Winterende – Frühlingsanfang!!
Tropenhaftes Körperverhalten,
Kampfgeschehen – Fieber!
Revolution der Seele!
Morsche Flickstellen des verhärteten Schutzpanzers
vermögen das sorgsam verborgene Gefühl nicht
    mehr schützen.
Bruchstellen zerspringen gänzlich.
Mühsames Zurückdrängen scheitert –
Ausbreitung des ›anderen Gefühls‹ möglich –
Freiheit der Liebe!
Glück, Schmerzen, Zärtlichkeit, zögerliche
    Akzeptanz,
Überglück! Im Liebesfi ber.

Das starke Gefühl ließ Marie aufblühen, versetzte sie zeitweise in h öhere Bereiche, auf höhere Ebenen jenseits des
Seins, ein un geheuerliches Freiheitsgefühl, ein starkes Gefühl – ein S chatz ihres neuen Lebens, den sie s orgsam bewahrte, schützte und verteidigte. Ein G efühl, welches ihr
Männerbild Stück für Stück zögerlich, letztendlich von
Grund auf veränderte.

Glück

glückliche Glückheit
beglückte Beglückung
glückliches Glücksgefühl
Traum?
Sehe hinaus in eine
glückliche Welt,
höre glückliche Stimmen,
fühle glückliche Wärme.
Glückwunsch!

In Maries Träumen lebte ihr bereits seit vielen Jahren ver-
storbener Vater an ihrer Seite. Immer wieder bei ganz
unterschiedlichen Aktionen wurde ihr die derzeitige Familiensituation deutlich, sie versuchte zu analysieren, zu verstehen. Klar hob sich die ihm damals entgegengebrachte
Abneigung auf und fühlbar wurde eine tiefe Zuneigung, ge-
folgt von einer unstillbaren Sehnsucht nach ihm.

Bilder und Erinnerungen vergangener Tage versetzten sie
wieder einmal um Jahre zurück. Ihr Vater war für sie immer
ein alter Mann gewesen. Diese Tatsache lag in ihrer Situation als Nachkömmling, der sie war, begründet. Sicher war
sie sich nicht, aber Marie konnte zeitweise vermuten, dass sie
sein kleiner Liebling war. Engelchen nannte er sie oft. Dann
aber wieder fürchtete sie sich vor seinen Wutausbrüchen.
Ein äußerst autoritärer, cholerischer Mann war er. Wenn
er von den Feldern zurückkehrte oder aus den Stallungen
kam und das Haus betrat, unterbrach jeder der Anwesenden
im Haus sein Gespräch, das Radio, wenn es sendete, wurde
ausgeschaltet. Blitzschnell verbreitete sich eine ehrfürchtige

Stille. Sogar ihre täglichen Übungen auf dem Klavier, auf die ihre Mutter großen Wert legte, musste sie abrupt beenden, wenn sie den lautstarken Ruf ›Vater kommt‹ vernahm. Auch beim Essen war eine bleierne Stille im Raum. Vater sah sich als einzigen Sprachberechtigten an. Eine Stillepraktik für alle Beteiligten, die keiner Übung mehr bedurfte. Wenn sich Marie, wie es einige Male geschah, nicht an die Regeln hielt, musste sie den Tisch verlassen und wurde hinausgeschickt. Aber noch nicht genug der Disziplin – eine weitere Regel, die allen Familienmitgliedern bekannt war, bestand darin, nur mit einer bestimmten kleinen Essensportion seinen Teller zu füllen. Aus seinen Augenwinkeln heraus beobachtete Vater kritisch diesen Vorgang bei jedem Speiseteilnehmer und bemängelte ein ›Zuviel‹ in barscher Form. Doch oft war dieses seinerseits gar nicht notwendig, denn Mutter gab vorsichtshalber schon frühzeitig ängstlich den Hinweis ›Kind, du nimmst zu viel‹. Sie war eine würdevolle Frau, Maries Mutter, die darauf bedacht war, Frieden zu erhalten und Frieden zu schaffen. Ohne Konflkte zu klären, glättete, besänftigte sie geradezu untertänig. Die Möglichkeit, sich in einer solch strengen, rigiden und konflktreichen Familienatmosphäre in einer angemessenen, selbsterprobbaren Form entwickeln zu können, bestand für Marie nicht. Eingeengt, gehemmt stand sie auf, verbrachte den Tag und begleitet von Vater ging sie mit ihm ins Bett. Auch das war Pflht. Wenn sie sich einmal weigerte, wurde der Druck eben verstärkt. Eigentlich durfte sie auch nur sprechen, wenn sie nach etwas gefragt wurde.

Zur Gefügigkeit wurde sie erzogen, speziell Männern gegenüber, denn in dieser ihrer Familie durften sie einen gesonderten, einen besonderen Status genießen. Und gefügig war sie, das Erziehungsziel diesbezüglich war erfolgreich erreicht worden. Gefügig war sie auch, als ein Onkel ihrer Mutter, der hin und wieder zu Besuch kam, sie Marie, wenn es ihm irgendwie gelang, in einen der dunklen Flure zog und sie leidenschaftlich küsste. Ekelerregt versuchte sie ihrer Mutter vorsichtig davon zu berichten. Zunächst glaubte sie es ihr nicht, dann aber bekräftigte sie sie zum Lassen, zum Geschehenlassen. Also ertrug sie es. Sie gehorchte und funktionierte und bekam Keuchhusten. Statt zu sprechen, hustete sie, das konnte man ihr nicht verbieten. Immer wieder litt sie dabei unter Erstickungsanfällen, die sie völlig entkräfteten und sie zeitweise in Todesängste versetzten. Linderung brachte erst ein Aufenthalt mit ihrer Mutter an der Nordsee, Tage, die sie sehr genoss.

Vergangenes

Sommer und Winter meiner Kindheit
schimmern durch kahle Äste.
Ein spärlicher Strahl der Sonne wärmt –
dicke Schneefl cken kühlen mein Herz.
Ein Wind kommt auf,
trennt Vergangenheit und Gegenwart,
verweht Sonne und Schnee,
umhüllt mich im Jetzt.

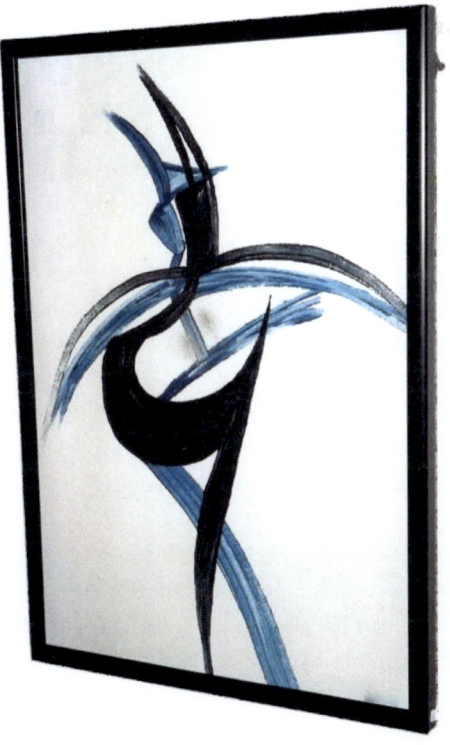

Eine eigene Identität, einen eigenen Willen zu entwickeln war unmöglich, denn Maries ältere Geschwister wiesen ihr ihre von ihnen gewünschte Identität zu, jeder auf seine Weise. Auch ihr Kindermädchen, was sie zeitweise beaufsichtigte, konnte diesbezüglich nichts stoppen. Abhärtung, Rauheit und wenig Zimperlichkeit waren neben einer perfekten Äußerlichkeit und einer geziemenden Haltung anstrebbare Ziele in ihrer Familie. Empfi dsamkeit, Sensibilität und Toleranz bedeuteten hier hingegen eher Schwäche, Unfähigkeit und Abartigkeit. So ging man auch mit Wärme höchst sparsam um. Körperlicher Abstand war angesagt, so unter dem Motto, man fasst sich nicht an, man berührt sich nicht, man umarmt sich nicht.

Hingegen erlebte Marie Härte und Brutalität häufi hautnah. Nicht selten geschah es, dass ein Schwein ›abgestochen‹ werden musste, weil es zerbissen worden oder aber krank war. Alltägliche Erlebnisse für Marie, die aber nur scheinbar hart machten. Oder der Unfall von Paul, einem jungen Landarbeiter. Als Begleiter eines beladenen Rübenwagens sprang er während der Fahrt hinunter, rutschte aus und wurde von dem Anhänger überrollt. Schwerverletzt brachte man ihn auf den Hof, wo er vor den Augen aller, auch vor denen Sinas – dem Hofwachhund – der Paul abgöttisch liebte, wenig später starb, woraufhin auch Sina einige Tage später erkrankte und starb.

Sterben, oder eher der Tod, war für sie etwas sehr Alltägliches. In dem relativ kleinen Ort kannte man sich und nahm intensiv an jedem Sterbefall teil. Überhaupt spielte die Kirche eine prägnante Rolle. Gottesfurcht wurde intensiv gelebt, gepredigt und erwartet. Auf diesem Gebiet wachte der Onkel, Priester und Bruder ihres Vaters, Oberhaupt der

Familie, streng über alle glaubenstechnischen Angelegenheiten der Familie. So lebte Marie gefangen in dem relativ festen und gut funktionierenden Familiensystem. Als Freundin hatte sie in dem kleinen Ort lediglich Mona. Der Standesdünkel ihrer Eltern verbot ihr den Umgang mit anderen dort lebenden Kindern ihres Alters. Ihre vier Geschwister erlebten im Gegensatz zu ihr eine geselligere Kindheit, da sie als Viererbande eine stärkere Position einnahmen. Die ihnen entgegengebrachte Strenge verkrafteten sie in der Gemeinschaft weniger hart, gelassener als das ›Einzelkind‹ Marie.

*

Das Schuljahr befand sich kurz vor dem Ende, mit ihrer abgehenden Klasse vier unternahm Marie eine Abschlussklassenfahrt. Ein Abschiedsnachmittag mit Grillabend an dem auch alle Eltern teilnahmen, schloss sich an. Abschied, Abschied, das schmerzte: Husten, Schnupfen, Kopfschmerzen!!

Fast vier Jahre waren sie und ihre Schüler eine Gemeinschaft gewesen; eine zuverlässige Partnerschaft hatte sich entwickelt. Eine Partnerschaft, eine Beziehung, die mühsam erkämpft worden war. Eine Beziehung, in der man sich verstand in Worten, Blicken, Taten …Eigentlich war Marie für die Schülerinnen und Schüler in dieser Zeit eine multiple Person: Lehrerin, Partnerin, Erzieherin, Wissensvermittlerin, Mutter, Papa, Oma, Opa, Freundin, Beratungsperson, Trösterin, Schiedsrichterin beim Fußball, Geheimnisträgerin und vieles mehr. – Das alles sollte sie von heute auf morgen nicht mehr sein, es war zum Weinen, wozu sie sich auch immer wieder hinreißen ließ. Mit tränenbedecktem Gesicht verließen Marie und ihre jetzt großen Schüler den Klassenraum, verabschiedeten sich und trennten sich von einander.

Direkt nach Ferienbeginn flog sie m t einer Freundin auf eine Insel, ihr erster Urlaub seit fünf Jahren. Sie wohnten in einem wunderschönen Künstlerdorf inmitten des G e-birges. Gerade waren sie gelandet und im Hotel angelangt, als Hardy anrief und Innenwärme vermittelte. Auch gab er noch w ichtige Insidertipps. Da er sich häufig dort auf der Insel aufhi lt und mit einigen Einheimischen befreundet war, konnten diese Kontakte schnell hergestellt werden. Ein wohliges Gefühl rundum, doch Hardy fehlte. Je mehr Marie sich erholte und je deutlicher und intensiver sie die Schönheit der Landschaft, des Klimas, der Natur, der Menschen und der Entspannung empfand, desto klarer wurde ihr die sie ›befallene Liebe‹. Intensive Glücksgefühle durchströmten sie, zeichneten ein B ild wärmender freudiger Helligkeit, jedoch auch periphere, sich verdunkelnde Sehnsuchtsmomente, unerfülltes Verlangen nach dem geliebten Menschen, der, so fühlte sie, so ahnte sie, so wusste sie ir-gendwie, noch sehr viel Zeit für sich benötigte. Sie schrieb und schrieb ..

Lieber Hardy,

der Nebel der Insel verschleiert mir nur scheinbar
die Sicht ..
Die Sicht, das Empfi den, den Inhalt deiner Worte,
die Gefühle zu dir.
Diese Insel – ein traumhaftes Fleckchen Erde,
mal strahlendem Sonnenschein, Hitze, überwäl-
tigende Düfte,

mal rasch vorüberziehendem Nebel, stürmische
   Böen – klaren meine Gedanken.
Die menschlich nahe Umgebung einer Freundin
versetzt mich jeweils kurzzeitig zurück in die
   ehemals gelebte Lebensform –
das Machtsystem.
Zweifel, Bitterkeit, Einsamkeit befallen mich, reißen
   den Boden fort.
Es geht mir schlecht: schlaflo e Nächte, Husten,
   Schnupfen,
Schwindel, Traurigkeit, Angst, Panik – kann ich das
   durchhalten?
Wer bin ich?
Ist mein Weg der richtige?
Die Bestätigung dessen erfahre ich durch telefo-
   nische Wärmeeinheiten –
Carina – deine liebe Bekannte,
Rosa – meine Leidenskollegin und du, Liebster –
ihr habt Tragfähigkeit bewiesen,
Tragfähigkeit, die mir Mut gab.
Denn … eine weitere Bewusstwerdung fasst mich.
Beziehung, Liebe, Du!
Die Gedanken an dich, ein wundervoller Traum von
   dir
stimmen mich glücklich, weich, sanft, armonisch.
Die Bedeutung deiner Worte breitet sich klar vor
   mir aus –
gewinnen an Liebreiz.
Ich begreife dich – ich verstehe dich.
Du bist ein wundervoller Mensch, mit dem ich
   liebend gern

dieses traumhafte Fleckchen Erde genießen,
bewundern, erleben würde.
Doch leider, so ahne ich, wird dieser Wunsch ein
Traum bleiben.
Du hast dein Leben so manifestiert, dass ich darin
keinen Platz habe, –
noch nicht oder nie??
Die Liebe lässt es mich schmerzhaft kzeptieren.
Ich werde eine Form fi den müssen, mein Leben
mit Menschen zu teilen.
Wie auch immer, ein Wunsch bleibt bestehen:
eine freundschaftliche Verbindung zu dir für immer.

Liebe Grüße von der Insel

Schokolade auf meiner Haut

5:00 Uhr! Es wird hell,
hell in meinem Kopf, in meinem Körper,
in meinen Sinnen, in meinem Leben!
Ich liebe!
Ein schmerzhafter Kampf des Zulassen,
des Verlangens ging voraus.
Jetzt in der Helligkeit,
im aufkommenden Licht
des neuen Tages,
des neuen Lebens,
bist du da,
um mich herum,
in meinem Herzen.
Du, mein Mensch,
wie ich dich bislang nannte,
hast meine Gefühle verzaubert,
hast mir die Liebe vermittelt –
unbeantwortete Liebe –
Liebe ohne Erwartung –
Hoffnung – Süsse
Schokolade auf meiner Haut!

In gleicher oder zumindest ähnlicher Gefühlsweise verbrachte Marie die sic h anschließenden Urlaubstage, bevor, wieder zu Hause angelangt, sie ein weiterer, ein neuer
Gefühlsableger während ihrer immer intensiver- und aus-
drucksstärker werdenden Malaktionen übermannte. Die
Kreativität, die Kunst erkannte sie plötzlich als einen wesent-
lichen Anteil ihrerselbst, als einen nicht zu übersehenden,
jedoch bislang verdeckten Schatz in ihr. Ihre Aktivitäten wa-

ren in dieser Phase teilweise nur schwer zu stoppen. Sie liebte ihre Werke und fühlte sich gut. Doch schon bald drückte sie ein erneutes Tief zu Boden.

Mit ihrem neuen ersten Schuljahr bezog sie den gerade neu erstellten Klassentrakt der Schule. Unsagbar schwer fi l es ihr, sich auf die kleinen Schülerinnen und Schüler umzustellen. Hektik, Lautstärke, ängstliches Fragen, verunsichertes Davonrennen, Liebe suchendes Anschmiegen, verzweifelte Arbeitsverweigerungen – so und ähnlich mühsam verliefen die ersten Unterrichtswochen. Zu diesem Dilemma hinzu kam Maries Überempfi dlichkeit auf Farbausdünstungen und bestimmte Baustoffe. Schleichend sackte ihr Gesundheitszustand täglich mehr und mehr ab. Ohne nach einer Ursache zu suchen, nahm sie die ständig stärker werdenden Kopfschmerzen, das Hautbrennen, das Anschwellen der Augen, die Schluckbeschwerden und das zuschnürende, beklemmende Gefühl im Brustbereich hin. Mit Disziplin versuchte sie die jedoch beängstigend vernehmbaren Erscheinungen zu un terdrücken. Verstärkt wurde diese Angst durch eine nächtliche Begebenheit. Im Traum beobachtete sie, dass sie in ihrem neuen, von Ausdünstungen belastetem Klassenraum kraftlos zu B oden sank und eilig ins Krankenhaus gebracht wurde. Erschrocken registrierte sie morgens den Traum, jegliche Unbehaglichkeit wehrte sie jedoch rasch ab, denn zu so etwas hatte sie momentan keine Zeit. Schnell vergaß sie sich und ihre Befi dlichkeiten wieder und widmete sich ihrem Dompteur ähnelnden Beruf. Ihre Kraft nahm täglich mehr und mehr ab. Dann, wenige Tage später, als Marie schon vor Unterrichtsbeginn ihren Schreibtisch vor das geöffnete Fenster stellte, um besser Luft zu bekommen, geschah es in der großen Pause, dass sich ihr Hals zuschnürte, die beklemmende Brustenge sich plötzlich verstärkte und sie in eine akute Atemnot geriet, begleitet von entsetzlichen Angst-, ja Panikattacken. Der konsultierte Arzt versuchte hastig mit Cortisongaben eine Stabilität zu erreichen. In den darauffolgenden Stunden und Tagen wiederholten sich diese Asthmaanfälle noch einige Male und beförderten sie in einen Zustand der absoluten Verunsicherung, Handlungsunfähigkeit und unbeschreiblicher Angst. Bemühungen schnell in eine Klinik aufgenommen zu werden, gestalteten sich als sehr schwierig und verzögerten sich um mehrere Wochen. Erst als Marie eine Zusage erhielt und sich in ärztlicher Sicherheit wusste, begann ihre schleppende Erholungszeit. Da sie an sich selbst erfahren hatte, welch großen Einfluss psychische Momente auf die körperliche Gesundheit eines Menschen nehmen oder besser gesagt, dass ein Mensch nur in seiner Ganzheit zu betrachten ist, körperliche Beschwerden in einem direkten Zusammenhang mit psychischen Problemen stehen, wählte sie für ihre Behandlung und Genesung eine psychosomatische Klinik. Die Behandlung geschah hier ebenfalls unter ganzheitlichen Aspekten. Ärzte und Psychologen versuchten auf mehr oder weniger raue, liebevolle, verständnisvolle, schroffe, jedenfalls unverblümte Art und Weise das jeweilige psychische Dilemma aufzudecken und bewusst zu machen, so dass entweder die Bereitschaft einer Verhaltensänderung oder die Akzeptanz und Umgangsmöglichkeit mit dem Problem aufgezeigt, bzw. gefunden werden konnte. Diese teilweise außerordentlich belastenden, schmerzhaften Prozeduren waren nur ertragbar durch das gleichzeitig stabile Zusammenhalten der einzelnen Freundesgruppen, die sich sehr schnell gebildet hatten. Man half sich, wie und wo auch immer. Man weinte, lachte, stritt, diskutierte und genoss miteinander. In der verfügbaren Freizeit unternahmen sie, so sie dazu in der Lage waren, Wanderungen, kurze Fahrten in die benachbarte wunderschöne Studentenstadt oder trieb Sport. Abends waren das ›Zet‹, ›la cave‹ oder ›Nepomuk‹, benachbarte Bistros angesagt. Nur vor einem solchen Hintergrund waren die unendlichen psychischen Schmerzen und Qualen ertragbar. Maries Gesundheitszustand stabilisierte sich allmählich und so wurde sie kurz vor dem Weihnachtsfest entlassen. Der Abschied fi l ihr außerordentlich schwer, sie wollte nicht zurück in die vermeintliche Heimat, die sie noch immer nicht gefunden hatte. Ihre Freundin empörte sich arg darüber, dass ihrem Verlängerungswunsch von der Klinikleitung nicht entsprochen wurde. So bitter es auch war, schweren Herzens reiste sie ab und verbrachte eher ein trauriges Weihnachtsfest in ihrem noch nicht vertrauten Zuhause.

Entgegen ihrer beharrlichen Absicht, die Schule und den Lehrerinnen-Beruf aufzugeben, musste Marie erkennen, wie existenziell wichtig dieser Beruf jetzt noch für sie war, obwohl ihr seit sehr langer Zeit bewusst war, wie deplatziert sie sich gerade in diesem Gesellschaft system fühlte. Ein System, was sie zu ihrem Leid, zu ihren Erkrankungen geführt hatte. Ein System, aus dem sie sich mittlerweile teilweise und zwar mühsam gelöst hatte, unterstützte, ja trug sie sogar maßgeblich durch ihren Beruf mit. Ihn, diesen Lehrerberuf empfand sie als beispiellosen Antagonisten zu ihrer sich immer stärker heraus kristallisierenden, bisher überdeckten, vergrabenen Kreativität. Sie, ein wesentlicher Anteil ihrerselbst, konnte nicht mehr unberücksichtigt bleiben.

Immer häufi er und intensiver, mit wahnsinnigen Glücksgefühlen begleitet, brachen ihre künstlerischen Aktionen wie Eruptionen aus ihr heraus. Sie malte, sie schrieb, sie spielte wieder Klavier, am intensivsten widmete sie sich jedoch der malerische Gestaltung, oft so hingebungsvoll, so total, dass sie dabei ab und zu unbemerkt in einen Trancezustand geriet.

Marie begann nach einigen Wochen ihren Unterricht in der Schule wieder mit wenigen Stunden nur in einem anderen Klassenraum und sie bemühte sich gleichzeitig um eine Ausstellungsmöglichkeit ihrer Bilder. Zögerlich, verhalten und ein wenig ängstlich nahm sie den ersten Vorstellung-, bzw. Anfragetermin in der Hauptstelle eines führenden Bankinstituts wahr. Vage hielt sie eine Ausstellungschance in weiter Zukunft für möglich. Dass sie jedoch den nächstliegenden Termin in sieben Wochen bekam, ließ sie überglücklich sein. Sie konnte es nicht fassen, wusste sehr schnell auch, wie viel sie noch zu tun hatte. Eine Anzahl von zwanzig bis dreißig Bildern sollte ausgestellt werden, das hieß, ungefähr vier Bilder hatte sie noch anzufertigen. Sie malte, sie malte, sie malte nur noch. Obwohl Marie Acrylfarben mit einem niedrigen Anteil von Lösungsmitteln verwendete und nur mit Mundschutz arbeitete, litt sie zeitweise unter geringgradigen allergischen Reaktionen. Sie musste also sehr aufpassen. Das nächste Problem war die Rahmung der Bilder. Ein entfernter Freund Levi hatte italienische Leisten bestellt und verwandelte ihre Arbeiten durch diese ihnen Halt gebende Einfassung in zauberhafte, wunderschöne Exemplare.

Pünktlich nach acht Wochen begann ihre Ausstellung. Fünfundzwanzig Bilder hingen in den dafür vorgesehenen Räumen über einen Zeitraum von fünf Monaten. Schon kurz nach Ausstellungsbeginn wurden die ersten verkauft. Als zudem noch ein honoriger Stadtpolitiker eins ihrer Werke erwarb, verstand Marie ihre Welt nicht mehr. Nie hatte sie sich erträumen lassen, einen solchen Erfolg zu verbuchen, denn insgesamt verkaufte sie mehr als die Hälfte der gezeigten Bilder. Eigenartigerweise wurde ihre Freude zwischendurch immer wieder erschüttert von Selbstzweifeln und Befehlen wie, ihre Malerei hiermit zu beenden und ähnlich quälenden Gedanken. In einer Nacht weckte sie ein erschreckender Traum auf. Mit allem, was sie besaß, zog sie in die dortigen Ausstellungsräume ein und fühlte sich dort in dem Haus an der Brücke, an dem Fluss sehr wohl. In der Realität fühlte sie sich dort sehr wohl. Einmal wöchentlich besuchte sie ihre Bilder, überprüfte die Aufhängung und sah nach dem ›Rechten‹.

Zwischenzeitlich hatte Marie zu Beginn des Schuljahres eine neue erste Klasse übernommen. Mühsam versuchte sie mit all ihrem Geschick, die ihr anvertrauten kleinen Menschen schulisch zu zivilisieren, ihnen häppchenweise und sehr gefühlvoll ein wenig Disziplin zu vermitteln. Es war ein hartes Stück Arbeit für alle Beteiligten. Doch nach nicht allzu langer Zeit, kurz vor den Herbstferien, wurde dieses Unterfangen von ersten Erfolgen gekrönt.

Die Herbstferien begannen mit einem Todesfall in der Familie. Das Oberhaupt ihrer Ursprungsfamilie, der Bruder ihres Vaters, der sich nach dessen frühen Tod um die Belange der Familie kümmerte, starb. Da er Pfarrer war, wurde sein Begräbnis fürstlich ausgerichtet. Er war der Bruder ihres Vaters, so wurde Marie durch diesen Tod sehr stark an den Abschied von ihrem Vater erinnert und war sehr traurig. Diese Trauer vermischte sich mit einer nicht unerheblichen Portionen Enttäuschung, als sie als einzige aus der Familie keine Todesanzeige erhielt. Wie immer hatte man

sie mal wieder vergessen. Tief gekränkt blieb sie der Beisetzung fern, womit sie das völlige Unverständnis und den laut
geäußerten und schriftlich verfassten Zorn der Familie auf
sich zog. Wieder einmal war sie in ihren Augen diejenige, die
zu viel verlangte, diejenige, die nicht fähig war, sich unter-
zuordnen. Mit ihrem dadurch im doppelten Maße gekränk-
ten Empfi dungen hatte sie es nicht sehr weit bis zu ihrem
nächsten Tief, in das sie zielsicher rutschte.

Oktoberanfang war es, die Jahreszeit, der Monat, in dem sie
stets, solange sie erinnerte, litt, unsagbar litt. In diesem Jahr
war die Leidfrequenz besonders hoch. Marie verfi l nämlich
in Vernichtungsattacken, innerhalb derer sie kämpfte zwischen Aufgabe und Kampf, zwischen Tod und Leben. Sehr
deutlich empfand sie die Auseinandersetzung wie ein Kampf
auf einem Meer. Immer deutlicher wurde ihr die Tatsache,
dass sie die Arena, in der sie sich gefühlsmäßig befand, eine
intrauterine Stätte war, auf dessen Plattform Vernichtungs-
versuche stattfanden, die sie g erade in dies er Zeit durchlebte. Schmerzhaft erkennend, verbittert, ja fast versteinert,
gewann sie jedoch abermals den Kampf. Nur die Frage nach
dem ›Warum‹ quälte sie. Niemand gab ihr die Antwort. Sie
wühlte weiterhin in der Familiensituation, bis sie zu einem
nächsten Schmerzpunkt gelangte. Als Kind wurde sie immer wieder von verschiedensten Menschen in i hrer Umgebung ›Besatzungskind‹ genannt. Warum??? Eine weitere
Wunde platzte auf und ergoss sich in einem sturzblutartigen
Schmerzempfi den, in eine Notsituation. Wer war sie? War
sie nicht das Kind ihrer Eltern, die sie bisher als diese empfand? War ihr Vater nicht ihr Vater? Oder war es nur eine
Verletzungsstrategie, die w enig mitfühlend gegen sie ein -
gesetzt wurde? Sollte ihr unaufhörlich begleitendes Gefühl

›Ich gehöre nicht dazu, ich bin unerwünscht!‹ hier seinen
Ursprung haben? Sie nahm es so hin, litt, litt, bis dass der
Leidfluss allmählich versiegte.

Marie stürzte sich in die Arbeit. Schule, Studium an der Uni,
sie hatte sich zu Beginn des Semesters für den Studiengang
Diplompädagogik eingeschrieben, ein Versuch und ihre Malerei. Die bereits vor fünf Monaten begonnene Ausstellung
lief noch immer. Glücklicherweise hatte sie schon siebzehn
Bilder verkauft. Als eine weitere prominente Person des Or-
tes eines der Bilder erworben hatte, wurde sie gefeiert, eingeladen zum Kaffee, eingeladen ins Konzert und für nächste
Ausstellungen vorgeschlagen.

Harvey, ein Kunststudierter, ein Kunstinteressierter und
hervorragender Zeichner hatte sich in ihre Ausstellung ver-
irrt. Nach wortreicher, wortgewählter Plauderei verabrede-
ten sie sich zu einem Treffen. Es war kurz vor Weihnachten.
Der absolute Wintereinbruch überraschte am letzten Schultag vor den Weihnachtsferien. Es ging nichts mehr auf den
Straßen. Spiegelglätte und hoher Schnee. Auch bei Marie
ging gesundheitlich fast nichts mehr, eine hartnäckige Erkäl-
tung hatte sie befallen, quälte sie zeitweise mit Fieber- und
Schmerzattacken. Begünstigt wurde der gesundheitliche Zustand durch ihre privaten emotionalen Eskapaden. Jo, ein
Uniprofessor, den sie bei Freunden kennengelernt hatte,
hatte sich offenbar Hals über Kopf in sie verliebt. Ständig
rief er sie an, wollte sie besuchen, schickte ihr vielsagende
Briefe mit Liebesschwüren, lud sie zu sich ein und plante einen gemeinsamen Urlaub. Sie konnte sich kaum noch vor
ihm retten. Ihr grippaler Infekt spielte in diesem Geschehen eine hervorragende Alibifunktion. Jo ließ sich durch
rein gar nichts verunsichern. Und dann war da noch der

Kunstkritiker Harvey. Auch er fand scheinbar an ihren Treffen Gefallen und reagierte mit absolut übertriebener Eifersucht auf Jo. ›Was will der Mensch?‹, empörte er sich, ›Mach ihm klar, dass du den Kontakt nicht wünscht‹. Die Zwickmühle nach allen Seiten drohte in ein S chachmatt überzugehen. Das Weihnachtsfest und Maries Reise zu i hrer Freundin Hella entschärfte die S ituation. Schöne eiskalte aber sonnige Tage und einige durchquatschte Nächte verbrachte sie in dem wunderschönen Rheingau. Als sie am Silvestervortag zurückkam, stand Harvey schon am Bahnhof, um sie abzuholen. Die kommenden Tage, einschließlich Silvester verbrachten sie zusammen. Eine Wohltat, wie Marie es empfand, endlich war sie nicht mehr ganz alleine. Doch pures Glück war es auch nicht, denn Harvey nervte mit seiner Eifersucht, die teilweise in Verletzungen überging. Das veranlasste sie zu äußerster Vorsicht. Dieser Extremzustand ›Hoch – Tief‹ hielt unvermindert an. Jo hatte sie zwischenzeitlich unverblümt erklärt, dass sie noch keine Beziehung eingehen möchte, zumindest eine solch einengende, machtvolle Verbindung nicht.

Loch 50

Ein Lebensjahrzehnt beendet –
erschreckender Zehnersprung bevor.
Durch Freude, Leid, Tränen, Glück,
Krankheit, Trennung, Einsamkeit
nichts missbedürftig –
einen Reifegrad erreicht.
Das Tor des Alterns beginnt schleichend
sich zu öffnen.
Mühsame Versuche, es zu versperren,
misslingen.
Gedankenblitze lähmen:
Wo ist meine Heimat – ich habe noch keine,
wo der Ort meines Grabes – ich weiß es noch nicht.
Zögerliches Einlassen – Akzeptanz;
Kreieren neuer Perspektiven,
Fortsetzung des neuen Weges.

Ganz allmählich, fast noch unmerklich näherte sich Marie ihrer Geburtstagsdepression. Sie bezeichnete diese treffend als das ›Fünfzigerloch‹. Abstruse Gedanken rissen sie nachts aus dem Schlaf, verunsicherten und ließen sie kriseln: ›Was habe ich bisher in meinem Leben geschafft wie geht es weiter, gehe ich noch als Großmutter zur Schule, wo finde ich meinen Lebenssinn, wo will ich begraben werden‹? Das Letztere sollte ihr doch eigentlich gleichgültig sein, war es in dem Moment aber nicht. Das Krisenrad drehte sich unaufhörlich. Ein weiteres Problem bestand in der Frage, wo sie ihren Geburtstag verbringen werde. Ostersonntag sollte es sein, aber wo? Kurz entschlossen buchten sie, Harvey und Marie, eine sechstägige Wienreise. Dieser Entschluss stieß auf lautstarke Unmutsäußerungen ihrer Mutter, denn diese hatte sich vorgestellt, den Geburtstag mit ihrer Tochter zusammen feiern zu wollen. Nun hatte sie sich für Wien entschieden und traf freudig die Reisevorbereitungen.

Ambivalenz!

Wechselspiel –
starkes Lebensgefühl,
grenzenlose innere Freiheit,
›ein anderes Gefühl‹!
Sehnsucht nach deiner Stimme,
nach deiner Hand,
nach deinen Lippen,
nach deinem Körper.
Stopp – Umkehr –
Angst, Verbot, Eliminierung,
Neutralisierung des Liebesgefühls?
Beendigung oder Beginn?
Ambivalente Annäherung …
Dann doch Sieg!!

Liebe in Wien –

In Wien mit dir –
nur andeutungsweise beschreibbare Erlebnisse
begleitet von unwiederbringbaren Glücksgefühlen
reihen sich aneinander.
Du bist da – wir sind ganz, sind erfüllt,
sind stark und schwach, sind eins,
sind gleich, sind heil.
Ehrfurchtsvolle Macht der Liebe
inmitten einer traumhaften Stadt.

Sechs wundervolle Tage verbrachten sie gemeinsam in der traumhaften Stadt. Sie besuchten Ausstellungen, ließen sich während einer Stadtrundfahrt alle mehr oder weniger sehenswerten, prächtigen Kulturstätten zeigen, tummelten sich auf dem Prater, feierten Maries Geburtstag im Grinzing und anschließend in der ›Serviette‹ bei einem elitären Gourmet Koch. Schweren Herzens verließen sie die bombastische Stadt und Marie begann zaghaft ihr Leben jenseits der Fünfzig.

Wenig später feierte Marie mit ihrer Familie. Ihre schon betagte Mutter, ihre Geschwister mit ihren Nichten und Neffen kamen zu Besuch. Auch Isabell und Carina waren erschienen. Eine besondere Freude war es, Carina nach der langen Auszeit wieder zögerlich, zurückhaltend, teilweise skeptisch, aber glücklich in die Arme schließen zu können. Marie erlebte in ihr eine gereifte junge Frau, die ihr Leben gut und selbstsicher gestaltete. Eine sensible, achtsame Annäherung zwischen Mutter und Tochter begann. Marie fühlte sich wieder ganz.

Die Großfamilienbeziehung hatte sich ebenfalls mittlerweile auf eine respektvolle tragbare Basis orientiert. Man durfte sein, jeder durfte sein, der Abstand und die Achtung vor einander machten es leichter.

Eine wunderschöne entspannte Geburtstagsfeier konnte sie genießen. Die Abreise der Gäste am Abend gestaltete sich jedoch traurig, zumal sich Maries Mutter besonders intensiv verabschiedete und nachdrücklich versicherte, dass sie nun das letzte Mal hier gewesen sei. Unbewusst glaubte man ihr, denn der Abschied fi l über Gebühr schwer. Marie weinte, schluchzte und konnte sich gar nicht beruhigen. Ein ungewöhnlich tragischer Abschied, doch sie konnte nicht sagen warum. Da Marie am nächsten Tag gleich in die volle Arbeit eintauchte, weil ein lang geplantes Projekt, dass sie in der Schule hauptverantwortlich mit initiiert und vorbereitet hatte, begann, machte sie sich keine Gedanken und suchte nicht weiter nach dem G rund ihrer Abschiedstrauer. Sie hatte zunächst nur das Ziel, das Projekt reibungslos zu überstehen, was auch dann endlich nach einiger Zeit der Fall war. Ein riesiger Erfolg wurde begleitet von großer Freude und Erleichterung. Der absolute Stress hatte sich gelohnt. Begeisterung breitete sich aus bei Kindern, Eltern und vielen, mehr als man gewagt hatte anzunehmen, Lehrern, über die a ndere Form von Schule, eigentlich ja die gesündere Form von Schule, hatte sie jedoch in diesem Schulsystem leider höchstens Raum für eine Woche. Zu schade, denn es wä re eine Art Schule, die auf den Menschen ›Schülerinnen, Schüler‹ ausgerichtet wäre, auf Menschen mit Gefühlen, Neigungen und Abneigungen. Im Gegensatz zu dem derzeitigen System Schule, was überwiegend negativ und krankmachend ausgerichtet war, auf Nichtkönnen, auf Fehler, auf Macht, die vorhandenen Ressourcen zu wenig beachtend, eben das ›bewährte System‹. Das System, welches auch in Maries Familie überwiegend vorherrschte. Hatte sie ein weiteres Mal bei dem ihr unerklärlich schmerzhaften Abschied von ihrer Familie Abstand genommen?

Gestorbene Liebe

Wunderbare Zeit – liebesgefüllt.
Wende …
Verletzung, unhaltbares Glück.
Rückzug, Schweigen, Trauer,
Tränen,
Warum?
›Zu – Grabe – Tragen‹ letzter Erinnerungen.

Nachdem Marie auch mit Harvey ihre Beziehung auf den Grad einer Bekanntschaft reduziert hatte, denn seine Verletzungsstrategie ordnete sich gefühlsmäßig ebenfalls in das genannte System ein, überfielen sie unbekannte Glücks- und Freiheitsmomente, die sie sprachlos sein ließen. Sie hatte sich ein gehöriges Stück befreit, empfand eine kaum beschreibbare unendliche kosmische Globalverbundenheit.

Auch ihre momentane, nicht schmerzende Einsamkeit konnte sie akzeptieren als eine zwangsläufie Begleiterscheinung eines Befreiungsprozesses, eines Erreichens anderer Ebenen. Überhaupt und insgesamt fühlte Marie sich befreit, äußerst kraftvoll und selbstbewusst. Sie liebte das Leben, ihr Leben. Dieses Erreichte, so wusste sie und so wünschte sie es sich, konnte und durfte ihr niemand mehr nehmen. Sollten sie erneute Tiefs erschüttern, so wollte sie sich auf diese gemachte Erfahrung besinnen und den Zustand erneut anstreben. – Kurze Zeit fühlte sie dieses Glück.

Doch wie eine Bestrafung für solcherlei Gefühle wechselte ihre Befidlichkeit abrupt. Ohne scheinbar sichtbaren Anlass verfil sie in Traurigkeit. Marie fühlte sich entwurzelt, sozial vereinsamt, fast hörte sie den inneren Befehl, ihr Leben beenden zu müssen. Dieser Gedanke hielt zunächst an, besserte sich nicht und ging über in migräneartige Schmerzanfälle mit Empfi dungsverlusterscheinungen für Wärme und Kälte im linken Arm und in der linken Hand. Sie konsultierte einen Arzt, als in diesem Zusammenhang zahlreiche sogenannten Petechien, Blutungsareale unter der Haut erkennbar wurden. Offenbar befand sie sich in Gefahr. Ein rätselhafter Zustand, für den sie keine Erklärung fand, dem sie hilflos, verängstigt und verwirrt gegenüberstand. Sie fühlte etwas Bedrohliches, Gefährliches vor sich, in ihr, um sie herum. Wenige Tage später gelangte dieser Zustand zur Lösung und Erklärung, als sie von dem plötzlichen Unfall ihrer Mutter erfuhr.

Scheinbar unbegründet hatte Marie mehrfach versucht sie zu erreichen, doch niemand meldete sich. Über Stunden hinweg wählte sie immer wieder die Telefonnummer. Es war für sie unerklärlich, dass niemand den Hörer abnahm. Wo mochte ihre Mutter sein? Stunden später, nach entnervten Versuchen, meldete sich Anne, ihre Schwägerin, und stotterte zögerlich, dass Mutter auf dem Hof verunglückt sei und sich nun im Krankenhaus befände. Schockartig reagierte Marie, sie zitterte am ganzen Körper, Übelkeit überfi l sie. Später dann an diesem Abend erfuhr sie den Unfallhergang und von der bevorstehenden Operation am nächsten Tag. Mutter war über ein landwirtschaftliches Gerät gestolpert und zu Boden gestürzt. Dabei hatte sie sich eine Oberschenkelfraktur zugezogen. – Panik befi l sie erneut. Marie wusste doch, dass ihre Mutter nicht allein sein konnte und schon gar nicht im Krankenhaus. Immer wieder verspürte sie in der Nacht die panikartige Angst der Mutter. Nachdem sie am Mittag ihre Unterrichtsstunden beendet hatte, rief Marie sofort bei Anne und Palo an. Sie erfuhr, dass ihre Mutter noch narkotisiert sei und, dass sie s eltsamerweise am Morgen vor der Operation völlig verwirrt gesprochen hatte. Stündlich warteten alle nun auf ihr Erwachen aus der Narkose. Als sich jedoch am nächsten Tag noch immer keine Aufwacherscheinungen zeigten, war die Di agnose ›Koma‹ klar. Durch den S turz war es zu ein er Gehirnblutung gekommen, die zu d er Bewusstlosigkeit führte. Der drohender Herzstillstand wenige Stunden später machte klar, wie bedrohlich die S ituation war. Stündlich telefonierte Marie mittlerweile mit Anne und ihrem Bruder. Wenn sie ihre Mutter noch einmal lebend sehen wollte, musste sie jetzt zu ihr fahren, so wurde es ihr klar. Doch wie sollte sie es bei ihrem momentanen Schulstress ermöglichen? Sie steckte mitten zwischen Konferenzen und Aktivitäten mit ihrer Klasse. Kurzentschlossen delegierte sie um und fuhr mit Isabell und Carina am nächsten Morgen in der Frühe zu ihrem Heimatort. Während der zweistündigen Fahrt hatte sie erstmals die Gelegenheit, über das, was war und was sein würde nachzudenken. Auf der I ntensivstation des d ortigen Krankenhauses angelangt, erschrak Marie ob des Anblickes ihrer Mutter. Sie befand sich in einem sehr tiefen Koma. Als sie sie s treichelte, sie liebkoste und mit ihr sprach, wurde sie unruhig. Ihre Pulsfrequenz schwankte zwischen einhundertvierzig und achtzig Schlägen pro Minute hin un d her, sie h ustete, äußerte Laute, als wolle sie s prechen, bewegte unentwegt ihren Arm, nur ihre Augen hielt sie fest verschlossen. Als Marie sich am Spätnachmittag von ihr verabschiedete, war es nun für sie ein b ewusster Abschied für immer. Sie hatte ein gutes Gefühl, noch einmal bei ihr gewesen zu sein. Die nächsten Tage verliefen, ohne dass sich ihr Zustand in irgendeiner Form ändert. Für Dienstag, fünf Tage nach ihrem Besuch bei ihrer Mutter, hatte sie einen nochmaligen Besuch bei ihr geplant. In der Nacht zuvor verwarf sie den Gedanken an eine Fahrt, da sie nicht einmal eine Stunde schlafen konnte. Höllische Qualen durchlebte sie gegen Morgen. Sie wälzte sich im Bett umher, hatte furchtbare Kopfschmerzen, empfand Übelkeit, hatte Angst, die sich zu Panik potenzierte. Sie konnte ganz einfach nicht mehr, fühlte sich am Ende. Als Marie aufstand und zum Telefon ging, um bei Anne ihr Kommen abzusagen, klingelte bereits das Telefon. Anne war es mit der Todesnachricht. Ihre Mutter war vor wenigen Minuten gestorben.

Es blieb nur wenig Zeit, um den Gedanken zu verinnerlichen, da Maries Unterricht in einer Stunde begann. Drei Schulstunden hatte sie heute, die sicherlich beschwerlichsten bisher überhaupt. Bert, ein lieber Kollege entlastete sie in der dritten Stunde ein wenig, so dass sie wenigstens kurz überlegen konnte, was nun zu tun sei. Sollte sie nun zu ihrer verstorbenen Mutter fahren? Nach Rücksprache mit Isabell und Carina entschieden sie sich, sofort nach Unterrichtsschluss dorthin aufzubrechen. – In Maries Elternhaus planten alle Anwesenden gemeinsam die Beerdigung, schrieben Adressen für die noch in Druck befidlichen Trauerkarten und besuchten die Verstorbene noch einmal, die mittlerweile in der Trauerhalle aufgebahrt war. – Als Marie die Mutter erblickte, durchfuhr sie ein schockartiger Impuls. Sie musste weg hier, raus hier, sie wandte sich ab und weinte, schluchzte hemmungslos. Ria, ihre Schwester umarmte sie und führte sie noch einmal zu ihrer toten Mutter. Zum Abschied streichelte Marie sie zaghaft, flüsterte ihr zum letzten Mal zu: ›Ich liebe dich doch!‹ und verließ völlig außer sich den Totenraum. Beim Anblick ihrer toten Mutter erinnerte sie sich an die sich damals wiederholenden, bis zu diesem Augenblick verdrängten Situationen aus frühen Kindertagen, als sie nämlich damals ihre Mutter auf Knien anfl hte, sollte sie einmal sterben, möge sie Sorge dafür tragen, dass auch sie, Marie, getötet würde, um mit ihr zusammen in einem Sarg begraben werden zu können. – Als ihre Mutter ihr das damalige Versprechen gab, war Marie sich sicher und konnte mit der Gewissheit, dass die Mutter sie niemals verlassen würde, beruhigt leben. Diese Zusicherung bedeutete für sie das höchste Glück, die zuverlässigste Sicherheit, das absoluteste Vertrauen, die innigste Liebe. Wie furchtbar erschreckend! Welch ein fatales Versprechen!

Nun lag sie, die Mutter, dort allein im Sarg! Maries Atem stockte, jedes Luftholen wurde beschwerlicher, als sei jeder Atemzug zu viel. Wie sollte sie nun alleine weiterleben? Gleich einer leeren Hülle, wie eine leblose Attrappe wankte sie schweigend davon.

Niemanden erzählte Marie ihre Erinnerungen. Sorgsam hatte sie diese Kindheitsbegebenheit verdrängt, vergraben, hatte sie hinter Mauern verborgen und dort gehütet. Noch war sie sich auch nicht ihrer Tragweite bewusst. Als sie am Abend nach der Heimfahrt mit ihren Töchtern in einem Lokal etwas gegessen hatte, fi l sie beim Hinausgehen beinahe die Treppe hinunter. Im letzten Moment fi gen Isabell und Carina sie auf. Schreck, Angst, Verunsicherung durchfuhren sie und ließen sie folgern: ›Jetzt wird's gefährlich‹! Die Tage bis zur Beerdigung verlängerten sich scheinbar. Täglich nahm ihre Unsicherheit zu, ihre Ängste, sie hatte Angst vor ihrer Mutter und vor sich selbst, steigerten sich unaufhörlich, bis die ersten Panikattacken einsetzten. So konnte sie nicht an der Beisetzung teilnehmen. Hilfesuchend kontaktierte sie ihren Arzt. Er verschrieb ihr Beruhigungstropfen, die ihren Gemütszustand zumindest vorübergehend stabilisierten, so dass sie zur Beerdigung ihrer Mutter fahren konnte.

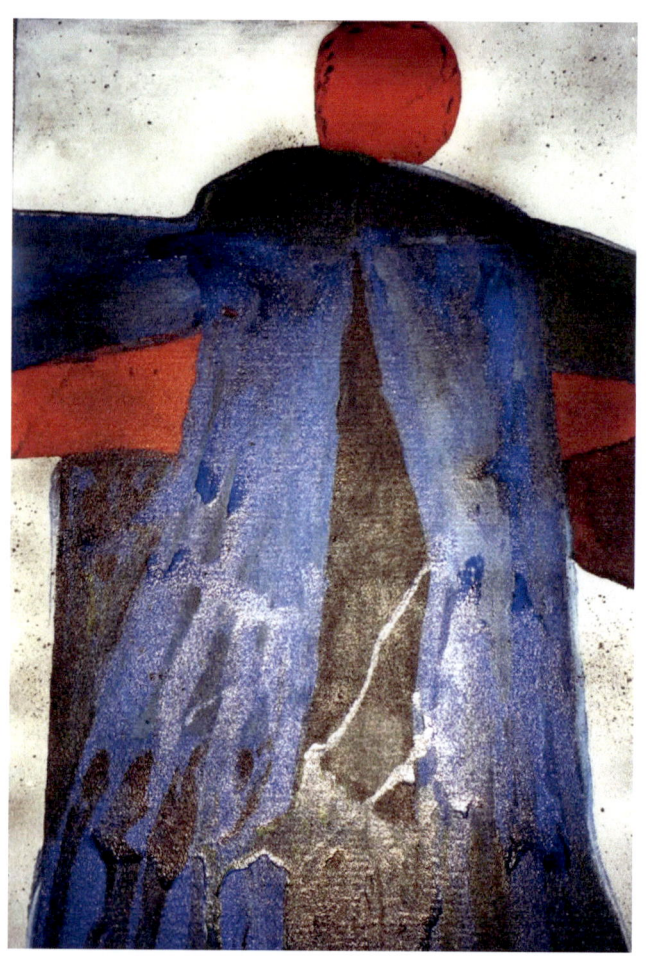

Abschied eines ›geliebten, schmerzhaften‹ Lebens –

Du wolltest mich nicht,
doch lerntest mich zu nehmen als ich da war.
Du schämtest dich ob meiner Existenz,
deshalb entschuldigtest du mich als ungewollten
    Nachkömmling.
Besatzungskind nannte man mich,
du wagtest es nicht, es zu verneinen.
Du beschütztest und verschütztest mich,
schirmtest mich ab und schirmtest mich ein.
So wie du sollte ich sein, mehr verlangtest du nicht.
Heimliche Absprachen sicherten mein Tun.
Heimliche Absprachen banden mich.
Heimliche Absprachen garantierten Zuneigung.
Heimliche Absprachen gaben Zusammenhalt.
Heimliche Absprachen provozierten Isolation.
Geschützte oder Gefangene?
Atemberaubende Enge, sterile Undurchlässigkeit
sicherten und legitimierten meine Existenz,
ließen mich DEIN Leben leben.
Nun ist es zu Ende, dein Leben,
Trennung, Trauer, tiefer Schmerz.

Dann an deinem Sarg die schockierende
    Erinnerung:
mein verzweifelter Kinderwunsch,
mit dir begraben zu werden,
versetzte mich in Panik und Entsetzen,
ließen mich schmerzhaft e kennen.
Warum nur?
Fühltest du dich so einsam wie ich mich heute?

Die Frage bleibt unbeantwortet.
Es tut weh, doch ich verstehe und respektiere.
Zögerlich, mühsam, aber entschlossen
beginne ich MEIN Leben.

Der Tag der Beisetzung, mitten im Sommer, ein Regentag, war schmerzhaft traurig. In einem großen Kreis Abschiednehmender wurde Maries Mutter zu Grabe getragen. Unaufhörlich quälte sie der Gedanke: ›Man kann sie doch nicht so einfach in die Erde legen‹. Schon immer fand sie diese Tatsache äußerst grausam. Bald nach dem üblichen Kaffeetrinken mit zahlreichen Gästen fuhr sie mit ihren Töchtern zurück nach Hause.

Entwurzelung / Abnabelung

Er ist da, der bislang realitätsferne, beängstigende,
für unmöglich gehaltene, undenkbare,
stets gefürchtete Moment –
der Muttertod!
Lähmende Stille, regungslose Starre.
Das Leben stoppt scheinbar.
Schmerz, Schock, Einsamkeit, Verlassenheit –
innerliches Absterben.
Ein wesentlicher Lebenspart zu Ende –
Wurzeln gekappt.
Die imaginäre Noch – Nabelschnur,
das wohltuende Band durchtrennt,
letzte Kindesempfi dungen getötet,
Liebessuche beendet.
Den, wenn auch nur in der Vorstellung
beruhigend existierenden Zufluchtsort
gibt es nicht mehr.
Die standfeste Lebenssäule,
den Menschen, mit dem
und durch den ich mein Leben beginnen konnte,
gibt es nicht mehr.
Schmerzhafte Veränderungsprozesse
nehmen ihr Tun auf.
Eine schwere Arbeit beginnt,
der Weg einer neuen Ära das Ziel.

Die hektische Arbeit in der S chule, es war Zeugniszeit, seit
eh und je die arbeitsreichste Schulzeit, lenkten Marie ein wenig von der Trauer ab. Die G efahr, in der sie sic h befand,
blieb jedoch bestehen. Sie schaltete unbewusst eine Herd-

platte an und bemerkte es erst, als diese glutrot erhitzt war. Sie fuhr beinahe über eine rote Ampel und sie stolperte ständig über Dinge, die eigentlich nicht im Weg lagen. Auch die Angst trat keineswegs zurück. Allmählich wurde ihr bewusst, welche Bedeutung die Kindheitsbegebenheit für ihr Leben hatte. Soweit sie sich erinnern konnte, war der Tod für sie von großer Bedeutung gewesen. Schon einige Male hatte sie mit einem Bein im Grab gestanden, so wie es ihr einmal eine Wahrsagerin gesagt hatte, den Ausspruch konnte sie damals jedoch nicht deuten. Der höchste Liebesbeweis bestand für Marie im gemeinsamen Tod und in dem gemeinsamen Totenlager mit ihrer Mutter. Erschreckend und unverständlich! Was musste gewesen sein, dass sie eine solch fatale, völlig absurde, unmenschliche Bitte ihrer Mutter entgegen brachte? Sie wusste es nicht mehr. Lediglich fühlte sie eines Nachts Spuren ihres damaligen Empfindens. Sie spürte sich gehetzt, vogelfrei und schutzsuchend. Vielleicht würde ihre Mutter sie im Tod akzeptieren und lieben, so verdeutlichte sich ihr die Situation, so wünschte sie es sich. Doch wenig später wurde sie vom Zorn ergriffen, von großer Wut. In einigen Momenten wurde die Wut abgelöst von einem überaus großen Befreiungsgefühl, erleichtert fühlte sie sich dann. Aber im nächsten Moment stand sie schon wieder da, die Wut, ein ständiges Wechselgeschehen. Kurzzeitig entlud sie sich, als Marie nach dem Seelenamt für ihre Mutter sechs Wochen später im Kreise ihrer Geschwister diese auf frühere Zeiten ansprach und ihre empfundenen Verletzungen erläuterte. Marie brach völlig zusammen und ließ alles, was sie bedrückte heraus. Ihre Geschwister bestätigten zum großen Teil ihre Empfindungen, doch im Allgemeinen verstanden sie sie jetzt nicht. Das zeigte ihr, wie weit sie voneinander entfernt waren und dass nun nach dem Tod der

Mutter eine engere Gemeinsamkeit nicht möglich zu sein schien. Bewusst wurde Marie durch dieses Erkennen, wie sehr sie der lange Weg ihrer Analyse – ihrer Metamorphose – verändert hatte.

Entgegen ihrer Annahme festigten sich die Geschwisterkontakte ganz vorsichtig und ganz allmählich wieder auf einer achtungsvollen Ebene. Auch hatte Marie wieder einen Bruder.

Glücklicherweise hatten die Sommerferien begonnen, so dass Marie ihre momentane Problematik bearbeiten, verarbeiten und ganz einfach nur fühlen konnte. Wechsel von Trauer zu Wut und umgekehrt füllten zunächst ihre Urlaubstage, bis sich eines Morgens ein neues Gefühl dazu gesellte – Glück, Freiheitsempfinden. Alles war ihr sehr unbekannt. Hilflos stand sie vor sonst üblichen Gewohnheiten und Handlungsabläufen. Alles schien verändert und neu zu sein. – ›Neuland‹ nannte sie den ›Ferienort‹, indem sie gelandet zu sein schien. Wunderschön warm und hell war ihre Umgebung. Wieder fühlte sie diese kosmische Verbundenheit, den Kontakt mit der Natur, mit dem Unendlichen, Befreiung aus dem Gefangensein – ihre Freiheit lebend – eine nochmalige Geburt! – Geburt in ein zweites Leben. – Marie hatte sie geschafft.

Nur noch einige Male, nicht mehr regelmäßig, ging Marie zu ihrem Arzt, ihrem Therapeuten, ihrem Doktor. Sie verabschiedete sich von ihm, bedankte sich und sagte: ›Ich bin sehr glücklich und dankbar, dass ich an Ihrer Größe reifen durfte und dass Sie mich auf dem Weg zu meinem zweiten Leben begleitet haben.‹

Die Analyse war beendet – die Grundzüge ihrer Metamorphose im Fluss, Gestalt annehmend und Gestalt festigend. Mit dieser ihrer Vergangenheit wollte Marie leben lernen. Ihre Narben würden sicherlich noch oft schmerzen, dessen war sie sicher. – Frieden schloss sie, als sie begann, ihre Eltern, so wie sie waren und so, wie sie gehandelt hatten, zu akzeptieren, zu respektieren und sie sich sicher war, dass sich beide nun im Frieden und in der Helligkeit befanden.

Marie hatte Frieden geschlossen und den lange gesuchten Schatz in sich gefunden – bedingungsloses Glück, bedingungslose Liebe – nannte er sich. Sie hatte gelernt, ihren Weg allein zu gehen, anzuhalten, um Rückschau und Vorausschau zu halten, in kritischen Momenten zu hinterfragen, was war und sich dann in ihre Mitte zurückzuholen, um an der in den vergangenen Therapiejahren dort angewachsenen Kraftquelle zu tanken.

In ihrer Gewissheit und Überzeugung der Unendlichkeit lernte Marie ihre Gelassenheit, ihre innere Wärme und Fülle zu hüten und zu pfle en.

So konnte sie leben, glaubte sie – es war gut so.